强身健体

八段锦 五禽戏

最传统的养生术

编著◎李昆

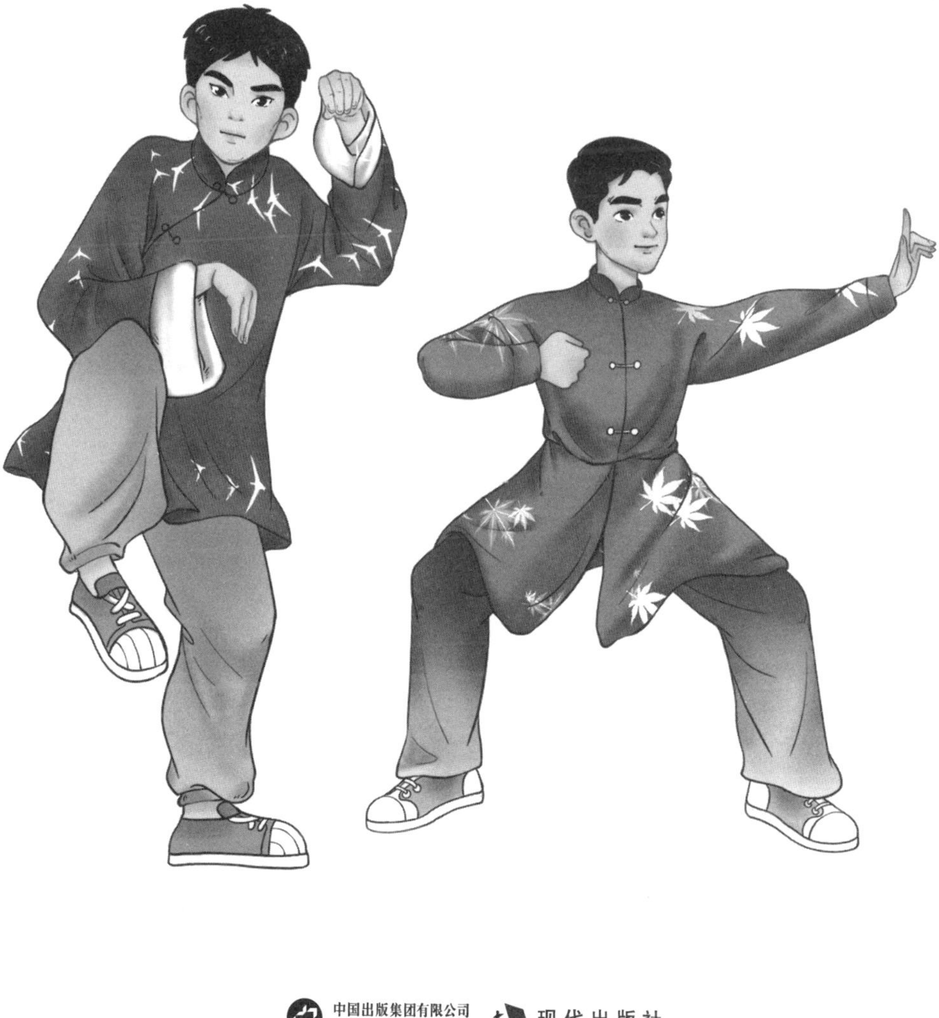

中国出版集团有限公司
China Publishing Group Co., Ltd.
现代出版社

图书在版编目（CIP）数据

强身健体　八段锦　五禽戏 / 李昆编著 . -- 北京：现代出版社 , 2025. 6. -- ISBN 978-7-5231-1560-2

Ⅰ . G852.9

中国国家版本馆 CIP 数据核字第 20259FN640 号

强身健体 八段锦 五禽戏

QIANG SHEN JIAN TI BA DUAN JIN WU QIN XI

编　著　李　昆

责任编辑	袁　涛
责任印制	贾子珍
出版发行	现代出版社
地　　址	北京市安定门外安华里 504 号
邮政编码	100011
电　　话	(010) 64267325
传　　真	(010) 64245264
网　　址	www.1980xd.com
印　　刷	三河市嵩川印刷有限公司
开　　本	680mm × 920mm　1/16
印　　张	8
字　　数	100 千字
版　　次	2025 年 8 月第 1 版　2025 年 8 月第 1 次
书　　号	ISBN 978-7-5231-1560-2
定　　价	58.00 元

目 录

CONTENTS

第一章 八段锦

第二章 五禽戏

第一章

八段锦

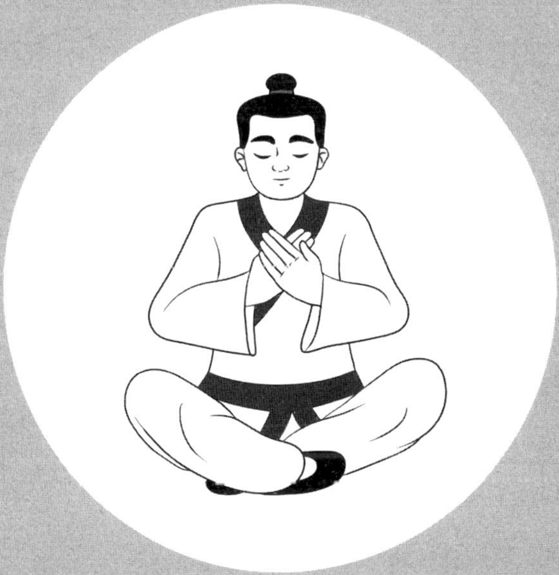

了解认识八段锦

八段锦历史源远流长

作为一种古老健身术，八段锦由八种不同动作组成。如今 20 岁出头的人对照八段锦教学视频比画着一招一式，口口相传中，历史悠久的“慢运动”在过去几年成为不少人的“心头好”，其已成为当下时髦网红运动。那么，八段锦到底有什么特殊的魔力以至于跨越千年而不衰呢？

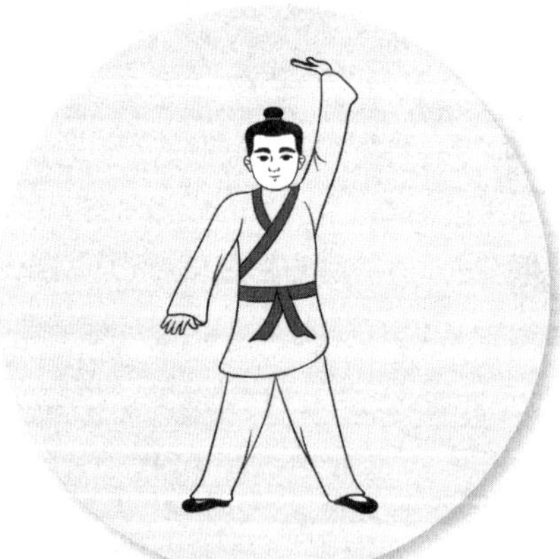

① 站式八段锦

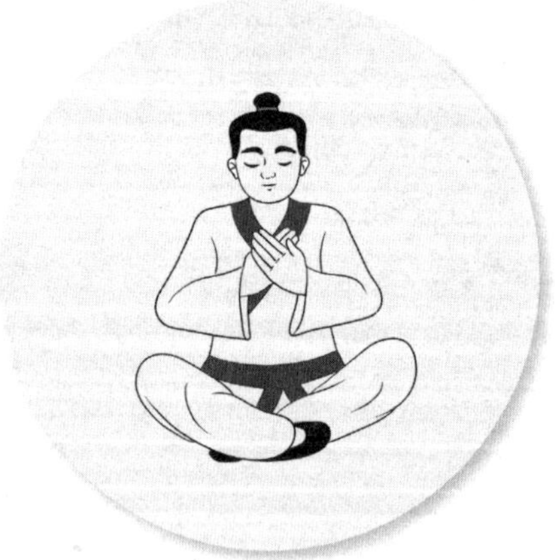

② 坐式八段锦

八段锦由八组动作组成，是我国古代导引术的一个重要分支。关于八段锦起源之说，最早是在汉代。1972—1974 年，考古学家出土了三座西汉的墓葬，从中发现了一幅距今1200多年的导引图。导引图中刻画了44个动作姿势，其中至少有4幅与现代八段锦图中的“调理脾胃须单举”“两手攀足固肾腰”“左右开弓似射雕”“背后七颠百病消”相似。因没有具体的文字描述可以说明八段锦与导引图的关系，故仅凭姿势相似无法断言八段锦起源于汉代的导引图。不过，可以看出，西汉时期已经出现导引功法，八段锦功法动作有可能由汉代导引图逐渐演变而来。

南朝陶弘景所著的《养性延命录》中，有“狼距鸱顾，左右自摇曳”（与“五劳七伤往后瞧”动作相似）、“顿踵三”（与“背后七颠百病消”相似）、“左右挽弓势”（与“左右开弓似射雕”相似）、“左右单托天势”（与“调理脾胃须单举”相似）、“两手前筑势”（与“攒拳怒目增气力”相似）的描述，都与后世八段锦动作接近。而且该书中的叩齿、咽津等动作也被后世流传的十二段锦、十六段锦等功法吸收。但由于上述动作本身没有冠以“八段锦”或其他诸如“导引诀”之类的名称，还处于有实无名阶段。

中医古籍中，最早明确记载“八段锦”三字的是晋代葛洪所著的《神仙传》。四库全书版的《神仙传·卷五·栾巴》中有这样的叙述：“士大夫学道者多矣，然所谓八段锦，六字气，特导引吐纳而已。不知气血寓于身而不可扰，贵于自然流通，世岂复知此哉？”后人多认为这是“八段锦”这一名词首次出现于晋代的依据。

但也有学者对此存疑：按葛洪的学术观点，其对以导引、丹药等强身健体、驱除疾病的方法是非常赞同的，如其《抱朴子·别旨》言：“夫导引疗未患之患，通不和之气，动之则百关气畅，闭之则三官血凝。实养生之大律，祛疾之玄术矣。”即葛洪认为，以导引的形式主动、人为地调动人体气机周流，可以达到行气活血、祛除疾病的作用。而观其《神仙传》所言：“士大夫学道者多矣，然所谓八段锦，六字气，特导引吐纳而已，不知气血寓于身而不可扰，贵于自然流通，世岂复知此哉？”其观点是气血贵自然流通，如果以导引吐纳的形式人为干扰其自然运行，只会适得其反，有害无益。两种学术观点背道而驰。

而且，除四库全书一版外，其他版的《神仙传》中均找不到这段话。所以这段文本出现的时间应该是八段锦广泛流传的年代，作者应当是后世的编者。

八段锦之名最早见于宋代的说法较为可靠。《夷坚志》中的“政和七年，李似矩为起居郎。……尝以夜半时起坐，嘘唏按摩，行所谓八段锦者”是现存文献中对八段锦一词最早的记载。此外，同为宋朝的文献《郡斋读书志》和《朱子语类》也都提到了八段锦一词。由此可以推断，八段锦一名是在宋朝流传开的。

八段锦的养生功效

练八段锦对身体的好处一般有改善体质、增强免疫力、提升柔韧性、促进血液循环、缓解压力等。

（1）改善体质：八段锦通过温和的拉伸和运动，能够增强全身肌肉的力量和耐力，提高身体的综合体质，对中老年群体尤为重要。长期练习有助于预防和缓解一些常见的体质问题，如腰背痛、关节炎等。

（2）增强免疫力：八段锦中的动作设计有助于调节身体的气血，增强体内的免疫系统功能。这种气血的流畅性对增强身体抵抗力、预防感冒和其他感染性疾病有很大帮助。

（3）提升柔韧性：八段锦的练习注重身体的伸展和柔韧性训练，能够有效提高肌肉和关节的灵活性。这有助于改善身体的柔韧性，减少运动损伤的风险，同时提升日常活动的舒适度和灵活性。

（4）促进血液循环：其动作结合深呼吸可以促进全身的血液循环，帮助血液更顺畅地流动至身体的各个部位，不仅有助于缓解肌肉疲劳，还能改善皮肤的血液供应，增强皮肤的弹性和光泽。

（5）缓解压力：通过缓慢而有节奏的运动和深呼吸，八段锦能够帮助放松身心，缓解精神紧张和压力。练习过程中注意力的集中和动作的协调性，也有助于提高心理的平衡感，减轻焦虑和抑郁症状。

建议在练习八段锦时，保持正确的姿势和呼吸节律，避免剧烈运动带来的不适，如有不适，建议及时去医院问诊。

八段锦的练习要领

八段锦属于中医健身气功的一种功法。它是以自身形体活动、呼吸吐纳、心理调节相结合为主要运动形式的民族传统体育项目，着眼于“精、气、神”进行锻炼的一种中医养生功法。

八段锦当初是由一些治病保健的单式动作组合发展起来的，因此八段锦每一式都有其独自的功效，既可选择单式或几式练习，也可以整套练习。下面详细介绍八段锦各式的学练要点及健身功效。

一、两手托天理三焦

学练要点：举臂上托时，尽量向上引体，两臂撑圆上托于天，两足挺拔下扎于地，把身体舒展开。两掌下落时，注意腰胸肩节节松开，松腰沉胯，沉肩垂肘。

呼吸：上托过程缓缓吸气，下落过程缓缓呼气。

功用及机理：梳理三焦，平衡气机。本式重在躯干和四肢的伸展运动，通过两手交叉上托，可提拉胸腹、抻拉腰背、牵引手臂，使颈项、胸腹、腰背、手臂的肌肉、骨骼和韧带得到调理，同时调整胸腹、腰背经络腧穴之气以及手三阴三阳经从而梳理三焦、平衡气机，可有效防治颈肩部疾患。

意念：通过提拉的动作，畅通三焦，犹若嫩芽，破土而出，迎接阳光雨露，迎接新的曙光；缓缓下落时，慢慢体悟人生“生长壮老已”的规律，叶落归根，化作春泥更护花，安于人生的起伏。

二、左右开弓似射雕

学练要点：拉弓之手放在肩前，手臂与肩同高，伸出之手保持沉肩垂肘，坐腕立掌。扎好马步，重心在两腿之间，不可向左右倾斜。

呼吸：移步时吸气，叉手时呼气，拉弓时吸气，还原时呼气。

功用及机理：宣肺理气，开胸散痞。该式重在颈椎、胸椎、腰椎的运动，通过展肩扩胸转颈，使颈部、胸肋、肩臂、腰部的肌肉、骨骼、韧带得到相应锻炼，同时有效调节手太阴肺经、手阳明大肠经以及督脉等经气，达到宣肺理气、开胸散痞的功用。本式可用于矫正驼背、肩内收等不良姿势。

意念：通过双手的缓缓聚拢，意在体验海纳百川、兼收并蓄的胸怀，而后左右开弓时重在体验慢慢沉淀自我，蓄力发劲，达到宁静致远的意境。

三、调理脾胃须单举

学练要点：上撑下按，上撑之手置于头顶，下按之手指尖朝前，距胯部一拳之距。保持身体中正，不可左右前后倾斜。

呼吸：手上举时吸气，手放下时呼气。

功用及机理：调理中焦，理气健脾。本式重在通过上撑下按、对拉拔长，从而舒展胸腹、胁肋、腰部和手臂肌肉。胸腹部肌肉得到很好的按摩牵拉，能够增强胃肠蠕动，提高消化吸收能力，还能有效调节位于腹腔、胸胁部的相关经络及手臂三阴三阳经，达到调理中焦，理气健脾之功效。腰部和手臂肌肉的舒展，可有效防治颈肩部等疾患。

意念：该式上撑下按，意在托天按地，光明磊落立于天地间，激励自己迈着扎实的脚步前进，纵有泰山压顶也能承重敢上，彰显顶天立地、敢于担当的气魄。

四、五劳七伤往后瞧

学练要点：身体保持中正，展肩旋臂转动头颅向后看，眼看手指延伸的方向，勿斜眼。

呼吸：两臂外旋掌心向外时吸气，两臂内旋掌心向下时呼气。

功用及机理：提神醒脑，活络颈椎。本式重在颈部、手臂的拧转以及脊柱的调整，有效刺激督脉以及手三阴三阳经，治疗劳损引起的颈椎和腰椎疾病及改善和增强神经系统功能。

意念：本式通过拧转手臂，头部后瞧的动作，意在开放自己的心扉，在回首中慢慢体悟所有的心路历程，并在体悟中沉淀、积蓄力量使自己破茧成蝶。

五、摇头摆尾去心火

学练要点：按身体承受能力调整马步高度，旋转时主要保持匀速，体会颈部与尾闾的对拉拔长。颈部、腰部放松，不可僵硬，臀部不要撅起。

呼吸：移步准备扎马时吸气，下蹲时呼气，侧身时吸气，转身时呼气。

功用及机理：清心除烦，交通心肾。本式主要通过前后俯仰的旋转动作，使得颈部、腰部关节、肌肉、韧带得到锻炼，有助于任督二脉、冲脉、带脉经气的运行，从而滋养肾阴进而清心除烦。

意念：通过本式摇头摆尾的旋转动作，意在甩掉卸却心头的重负使身心归零，轻装上阵，有信心有能力以一个全新的姿态去接纳人生的各种挑战。

六、两手攀足固肾腰

学练要点：两手穿腋分向后背，合于两肾区，两腿绷直，以腰为轴，身体前俯，双手顺势攀足，稍作停顿，将身体缓缓直起，双手顺势起于头顶之上，两臂伸直，掌心向前，再缓缓下落于体侧。

呼吸：起身两手上举时吸气，下落时呼气，两手自腋下后抚时吸气，两手攀足时呼气。

功用及机理：健腰固肾，醒脑明目。本式重在腰部锻炼，通过前俯后仰，可达到增强胸腹腰背肌群的力量，有助于调节带脉、任督二脉、肾经和膀胱经。可治疗腰酸背痛，手脚麻木、腰膝酸软等症状。

意念：本式仰面对苍天，俯身对黄土的动作，意在立身行事俯仰无愧于天地，中无愧于己心，能屈能伸可笑对人生起落浮沉。

七、攒拳怒目增气力

学练要点：出拳时贴肋而出，注意沉肩垂肘，身体保持中正，不可前倾后仰；怒目圆睁，劲达拳面。抓握时五指用力，收拳时直线拉回至腰侧。

呼吸：收拳时吸气，出拳时呼气。

功用及机理：疏肝理气、强筋健骨。本式主要是运动四肢、腰和眼部肌肉，并有效调节手、足三阴三阳经以及督脉之经气。通过长期习练还可以增强气力，使全身肌肉结实。

意念：本式稳固的马步，有力的冲拳之势，意在力求进步，刚毅坚卓，发奋图强，永不停息。正如《周易》有言："天行健，君子以自强不息。"相信通过自己勤奋的练习，一定会收获一个健康的体魄。

八、背后七颠百病消

学练要点：上提时脚指头紧抓地面，尽力抬起，两脚并拢，百会穴轻轻上提，双手自然放于身体两侧。

呼吸：提脚跟时吸气，脚跟落下时呼气。

功用及机理：调和气血，平衡阴阳。利用上下颤足使脊柱以及全身关节韧带得以轻微的伸展和抖动，并有效刺激足三阴三阳经以及督脉，从而达到气血调和，全身放松。

意念：攒足气力，踮起脚尖，把生命加高，让视线跳出局限，看到新的视界，同时不忘做好脚踏实地的准备。八段锦的运动特点主要是：动作柔和缓慢，圆活连贯，松紧结合，动静相兼，神形合一，气寓其中。每一式动作都充满了对称与和谐，均为腹式呼吸，吸气则要吸满，呼气则要吐尽，自然顺畅，做到深、细、匀、长、深。每式动作间互相联系，一气贯穿，环环相扣。练习一套八段锦大约需要 12 分钟，做完后微有汗出而气息平和，心跳不加，即达到较好的健身效果。

九、八段锦的技术要领

刚开始习练，应初想外形状态。重在对外形规格要求的感受。在动作熟练的基础上，重在练劲，所谓的练劲也就是用意不用力，不用力而慢慢地产生内劲。在练习时需要做到意到气到、气到劲到（动作完成的时候，用意念向力点灌劲）。次想肢体间的配合、呼吸与动作的配合。再次想内意念。最后可以三调合一，达到自动化的程度。

十、八段锦练习注意事项

锻炼时要保持精神愉悦，轻松而不能勉强。不要在过饱或过度饥饿的时候锻炼。场地的选择以空气流通、不嘈杂为主。衣服穿着宽松舒适，穿舒适的平底鞋。呼吸自然平顺，不可勉强。动作练习循序渐进，切莫急功近利，欲速不达。

八段锦立式动作图解

预备式

1. 调身：两脚并拢，自然站立，目视前方。双臂自然下垂于体侧，手掌朝内。躯干及头颈部保持中正，轻闭双唇，舌尖轻贴上腭，眉心舒展，下颌微收，似笑非笑。

2. 调息和调心：鼻吸鼻呼，自然呼吸或逆腹式呼吸；意守下丹田（本功法所指下丹田即肚脐“神阙穴”的深处），内心安静，与周围环境融为一体。

3. 提示：起式注意身体与内心都要放松，心平气和。

4. 主要作用：本式可使练习者身体放松，注意力集中，逐渐进入身心安静的练功状态。

【分解动作图示】

动作 1

身体直立，双脚并拢，双臂自然垂于身体两侧，自视正前方。

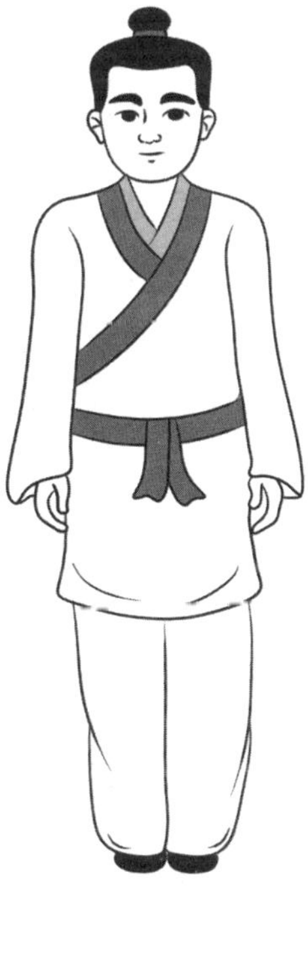

动作2

身体重心移向右腿，同时松腰沉髋，左腿向左侧迈出一步，两脚间距离与肩同宽，脚尖朝前，目视正前方。

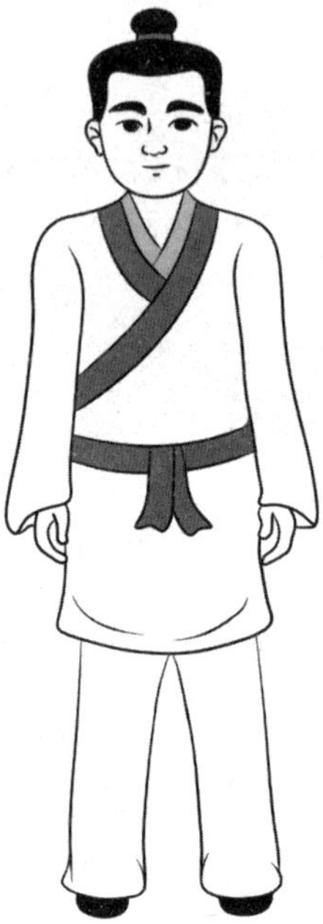

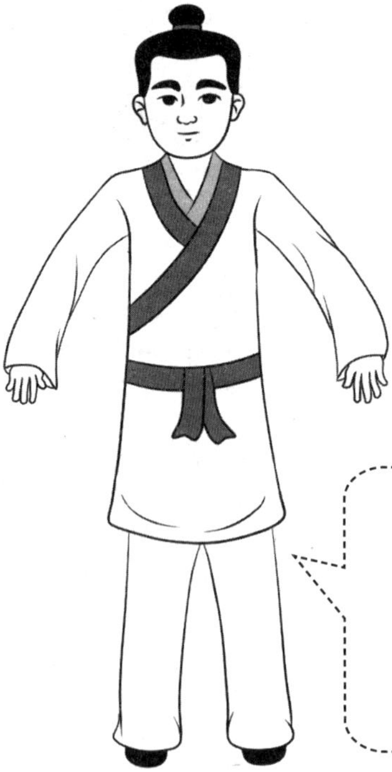

动作3

两臂内旋，双掌掌心向后，分别向身体两侧摆起，约与髋部同高，目视正前方。

动作 4

两臂继续往上提，两膝微屈，两臂随即外旋，向前合抱于腹前呈圆弧形，掌心向内，指尖相对，约与脐同高，双手距离约 10 厘米，目视正前方。

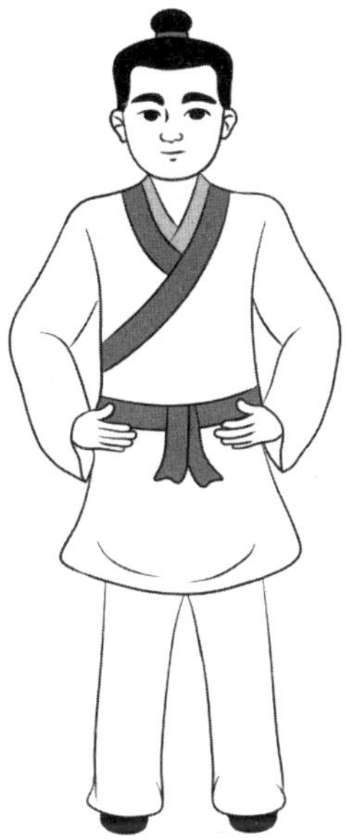

第一式　两手托天理三焦

（1）调身：重心右移，左脚向左迈开一步，两脚掌心约与肩同宽，平行站立。两手从体侧捧气向前，转掌心向上，双手十指交叉于小腹前。手掌体前捧气上托，当两臂抬至肩、肘、腕相平时，在胸前翻手掌向外再向上，双臂伸直，上托于头顶，两脚踩地，停顿数秒。松开交叉的双手，自体侧向下画弧拢气，慢慢落于体侧，左脚收回。接着重心左移，右脚向右迈开一步，重复以上动作，左右交替 6~9 次。

（2）调息和调心：逆腹式呼吸，两手上升时吸气，托天停顿时屏息，两手下落时呼气；意想两手捧气上升、下落。

（3）提示：两手上托时注意小腹微回收，不要挺肚，不要翘臀。上托到极致时，要注意保持上下抻拉感，此时可以屏住呼吸片刻，以不憋气为度。

【分解动作图示】

动作 1

接“预备式”动作 4。双臂外旋微下落，十指交叉，掌心向上，放于腹前，目视正前方。

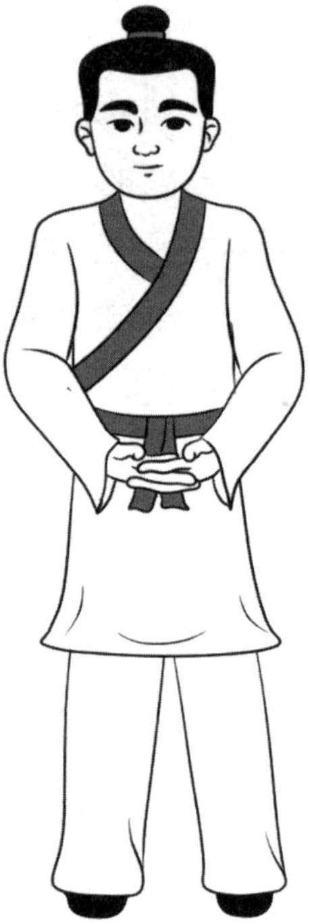

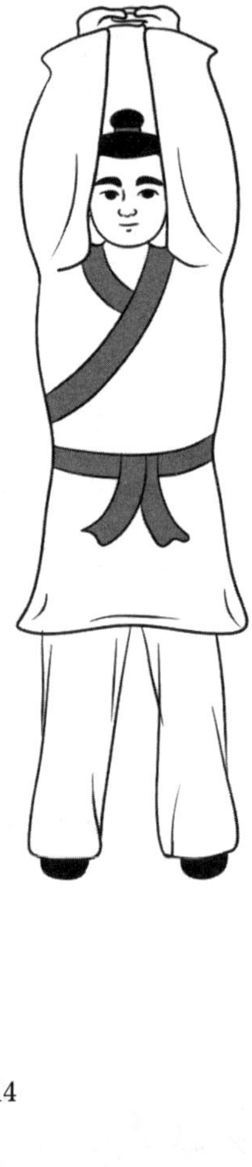

动作 2

双腿缓缓挺膝伸直，两掌随之上托至胸前，然后双臂内旋，掌心向上，托起双手，头相对向后仰，目视双手。

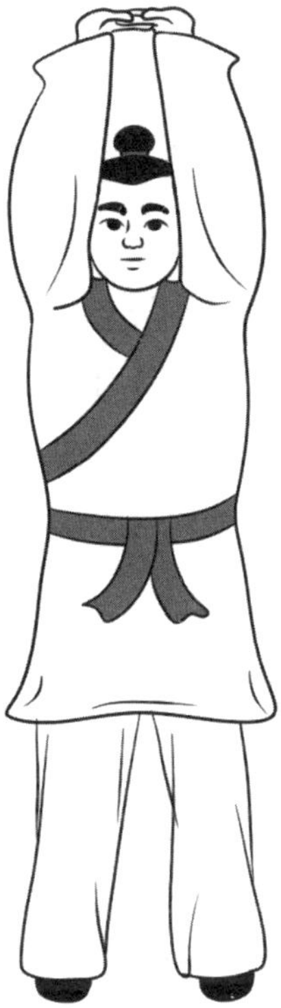

动作3

双臂继续向上托，肘关节伸直，不耸肩，同时头摆正，下颌内收，动作略停，目视正前方。

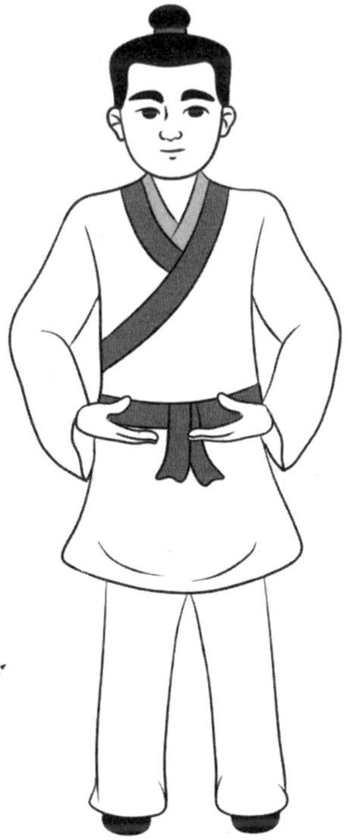

动作4

身体重心缓缓下移，两膝微屈，十指分开，两臂分别向身体两侧下落，两掌捧于腹前，掌心向上，十指相对，目视正前方。

第二式 左右开弓似射雕

1. 调身：重心右移，左脚向左迈开一步，大致两肩宽，双腿屈膝下蹲成马步，两手自体侧拢气上升，抬至胸前交叉，左手在外呈剑指，右手在内握固。接着向左做拉弓状，剑指指尖向上，转头凝视远方，拉至极致，停顿片刻。两腿直起，两手臂伸展向下画弧拢气，还原体侧。再换右侧，重复如上动作，左右交替 6~9 次。

2. 调息和调心：逆腹式呼吸，两手上升时吸气，拉弓时呼气，拉弓如满月停顿时屏息；左右拉弓时，如弓箭伺机待发，体会左右抻拉、心胸开阔的感受。

3. 提示：左右拉弓时，做弓箭手与箭手之手臂处在同一水平线上。马步高度可因人而异，注意保持腰背中正竖直。

【分解动作图示】

动作 1

接“两手托天理三焦”动作 4。身体重心向右移，左脚向左侧迈开一大步，两腿伸直，同时双手向上交叉于胸前，手心向内，右手在内，左手在外，目视正前方。

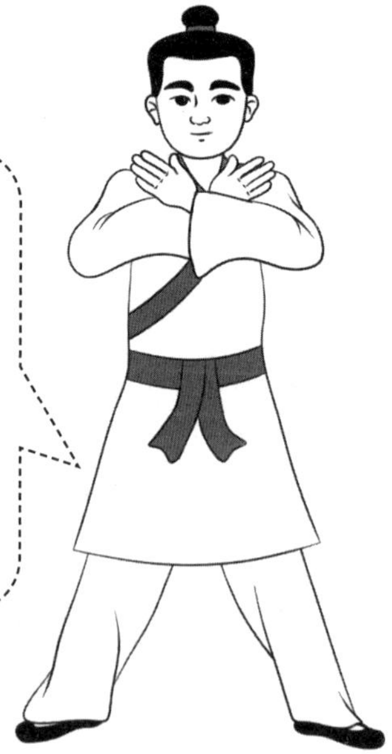

动作2

身体缓缓下蹲呈骑马状，右手屈指成爪，拉至肩前，左手随之成八字掌，左臂内旋，向左推出，与肩同高，立腕，手心向左，整个动作就像拉弓射箭一样，稍停，目视左手。

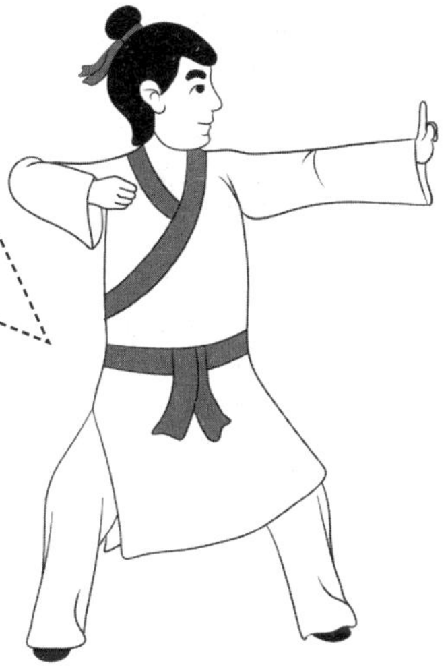

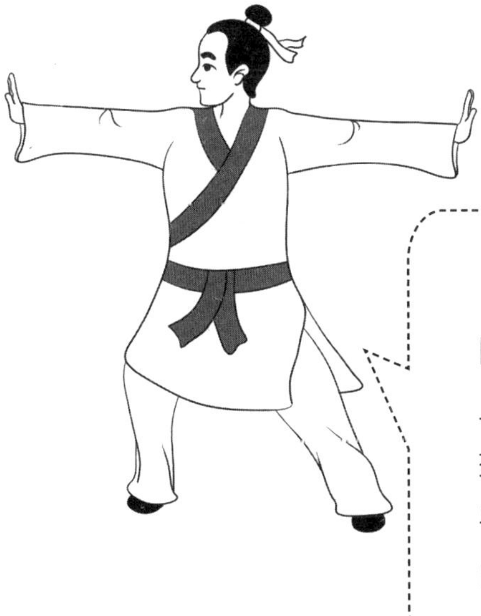

动作3

上身稍起，重心向右移，同时右手五指展开成掌，向上、向右画弧至与肩同高，指尖向上，掌心斜向前，左手手指也展开成掌，掌心斜向后，目视右手。

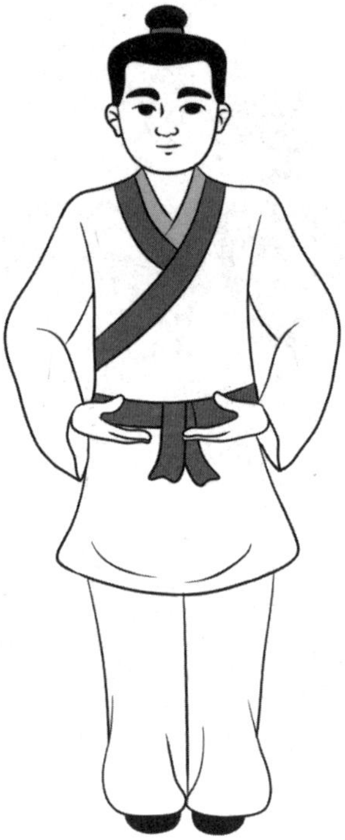

动 作 4

身体重心继续向右移，左脚趁机收回右脚内侧，并步站立，同时双掌分别由两侧下落，指尖相对，掌心向上，捧于腹前，目视正前方。

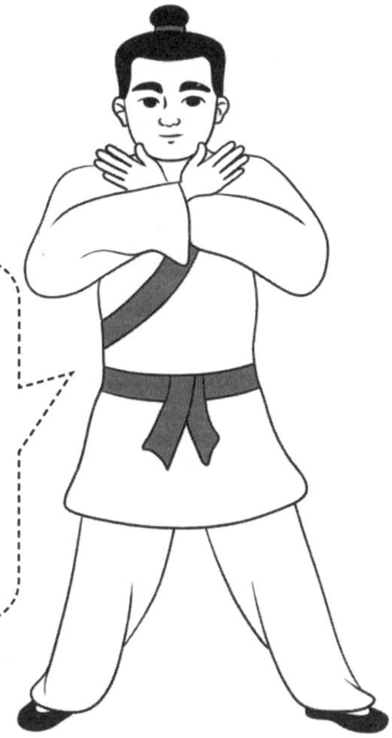

动 作 5

身体重心向左移，右脚向右侧迈开一大步，两腿伸直，同时双手向上交叉于胸前，手心向内，左手在内，右手在外，目视正前方。

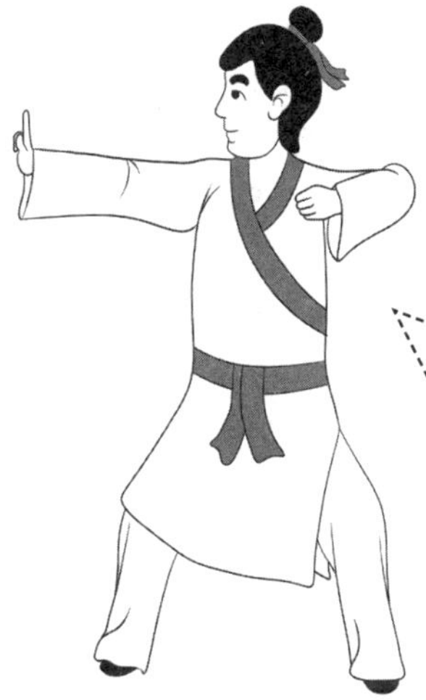

动作 6

身体缓缓下蹲呈骑马状，左手屈指成爪，拉至肩前，右手随之成八字掌，右臂内旋，向右推出，与肩同高，立腕，手心向右，整个动作就像拉弓射箭一样，稍停，目视右手。

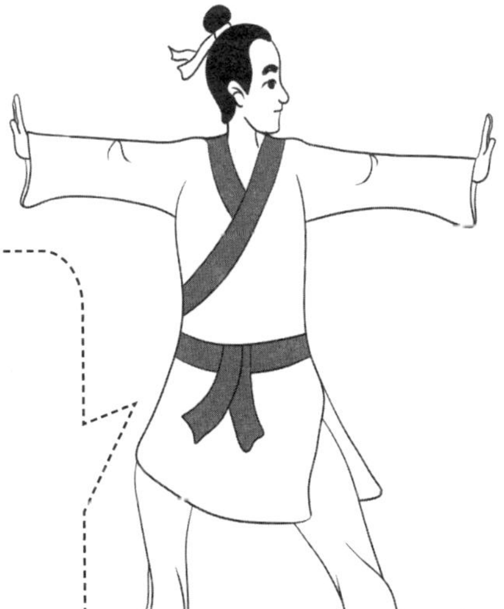

动作 7

上身稍起，重心向左移，同时左手五指展开成掌，向上、向右画弧至与肩同高，指尖向上，掌心斜向前，右手手指也展开成掌，掌心斜向后，目视左手。

动作8

身体重心继续向右移，左脚趁机收回右脚内侧，并步站立，同时双掌分别由两侧下落，指尖相对，掌心向上，捧于腹前，目视正前方。

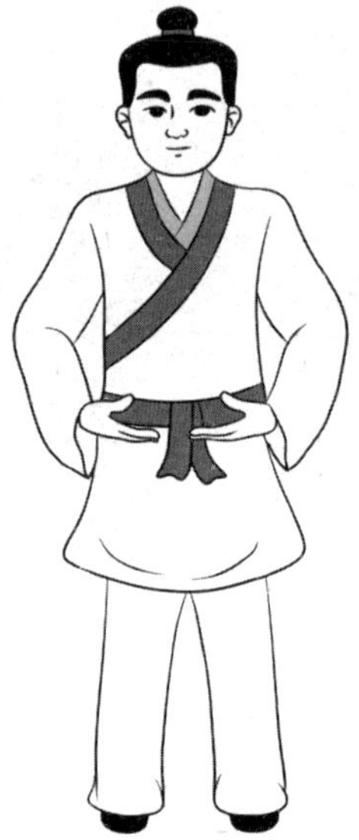

第三式　调理脾胃须单举

（1）调身：重心右移，向左迈开一步，两脚与肩同宽，两臂自然下垂，掌心向内。两手捧气上升，指尖相对，置于中脘穴。右手转掌心向下，左手上托，至胸前指尖向右，至面部指尖向前，至头侧指尖向左，至头上方指尖向后，至臂伸直指尖向右，与此同时右手下按，逐渐转指尖向前，置于右大腿侧，停顿片刻。左手自左上方缓缓画弧拢气下落，右手顺势画弧转掌心向内，随后收回左足，两手向下画弧拢气，自然下垂，置于体侧，还原到预备式。再出右脚，重复如上动作，如此左右交替6~9次。

（2）调息和调心：手上升时吸气，上撑下按停顿时屏息，下落回收时呼气；意守中脘穴，默念并体会“健运脾胃，升降正常”。

（3）提示：单举时，上升的手呈螺旋状上升，上撑下按时，力在掌根，意守中脘，舒展身体，体会中焦脾胃被拉伸的感觉。注意用力均匀，保持身体中正不偏倚。

动作 1

接“左右开弓似射雕”动作 8。左腿向左侧跨一步，两脚距离比肩稍宽。两腿缓缓挺膝伸直，左掌随之向上托，左臂经面前外旋上穿，随之内旋上举到头左上方，肘稍屈，掌心向上，掌指向右，力达掌根，同时右掌微微上托，右臂随之内旋下按至右髋旁，肘微屈，掌心向下，掌指向前，力达掌根，稍停，目视正前方。

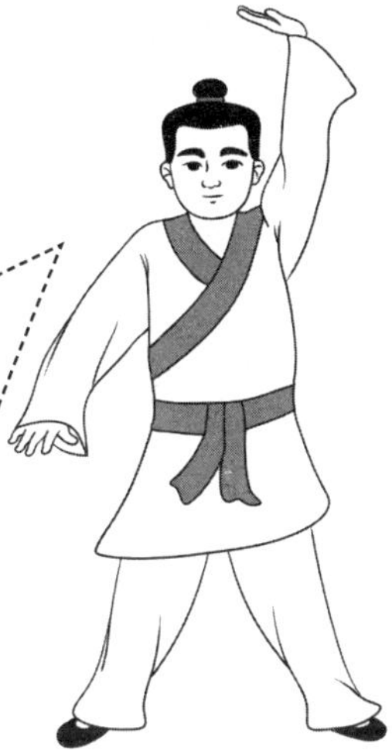

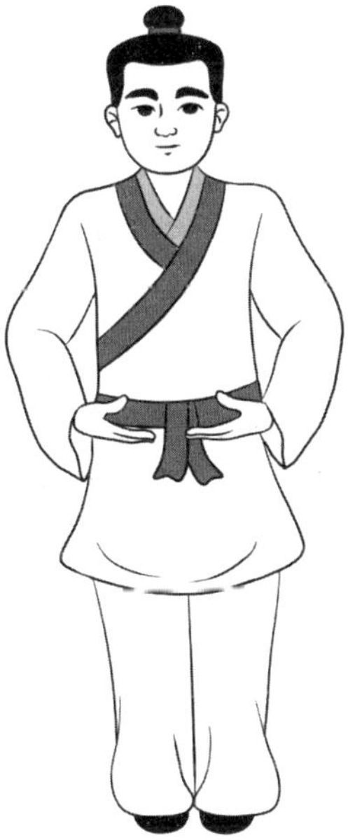

动作 2

放松腰部，重心缓缓向下移，两腿微屈，同时左臂屈肘外旋，左掌随之经面前下落于腹前，右臂外旋，并向上捧于腹前，两掌指尖相对，掌心向上，距离大约为 10 厘米，目视正前方。

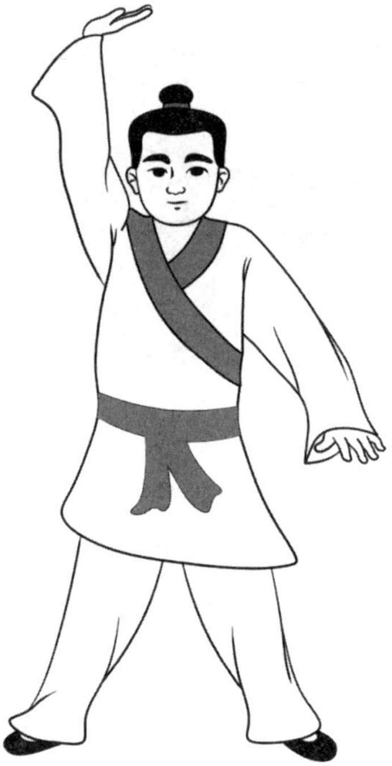

动作 3

两腿缓缓挺膝伸直，右掌随之向上托，右臂经面前外旋上穿，随之内旋上举到头右上方，肘稍屈，掌心向上，掌指向左，力达掌根，同时左掌微微上托，左臂随之内旋下按至右髋旁，肘微屈，掌心向下，掌指向前，力达掌根，稍停，目视正前方。

动作 4

放松腰部，重心缓缓向下移，两腿微屈，同时右臂屈肘外旋，右掌随之经面前下落于腹前，左臂外旋，并向上捧于腹前，两掌指尖相对，掌心向上，距离大约为 10 厘米，目视正前方。重复动作 1 至动作 4 三遍。

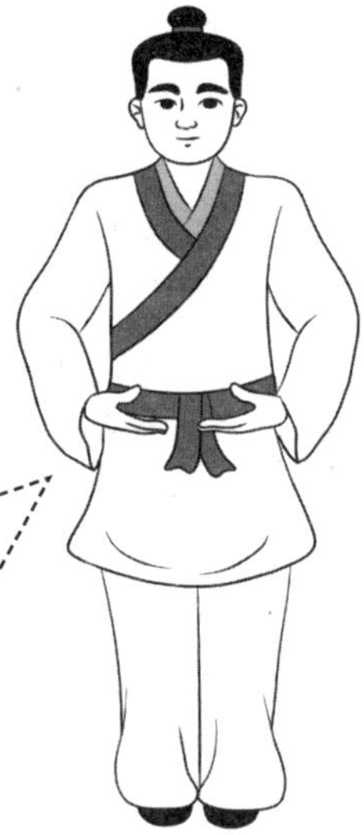

动 作 5

两膝微屈，同时两臂外旋，两掌按于髋旁，掌心向下，目视正前方。

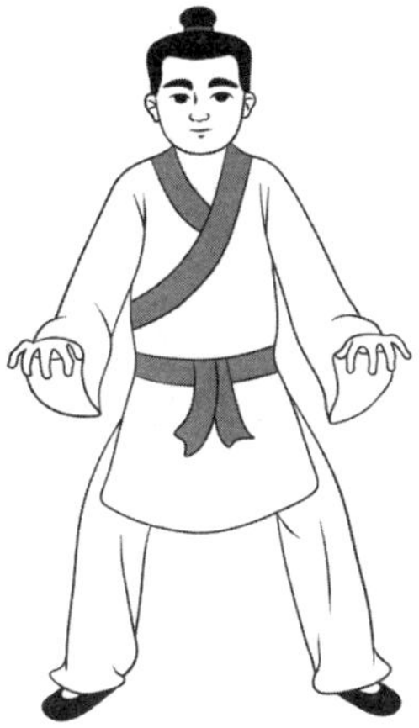

【分解动作图示】

第四式　五劳七伤往后瞧

（1）调身：两脚并拢，两手从体侧拢气回收，两手重叠，敷于肚脐（掌心向里，男左手在里，女右手在里）。逐渐从上向下转动脊椎，向左侧背后望去，保持肩和胸不动，感受颈椎和胸椎形成二争力，随后胸椎从上向下缓缓向左转，保持腰椎和胯不动，感受胸椎和腰椎形成二争力，再将腰椎和胯缓缓向左转，保持脚踝不动，感受周身与脚踝形成二争力，停顿片刻。再从下向上逐渐将下肢、腰椎、胸椎、颈椎缓缓转向正面。再转头向右侧背后望去，重复如上动作 6~9 次。

（2）调息和调心：向后转动时吸气，停顿后瞧时屏息，回转身体时呼气；意守肚脐深处的下丹田，体会周身轻松，神意悠闲，如仙鹤收翅，起身四顾。

（3）提示：一是意守下丹田，二是左右往后瞧，而瞧的关键是脊柱从上向下、从下向上的转动。在左右转动后瞧时，头顶百会上提，下颌微收，两脚踩地。

动作 1

接“调理脾胃须单举”动作5。两腿缓缓挺膝伸直，同时两臂向身体两侧伸展，接着两臂充分外旋，掌心向后，头向左后转，稍停，目视左斜后方。

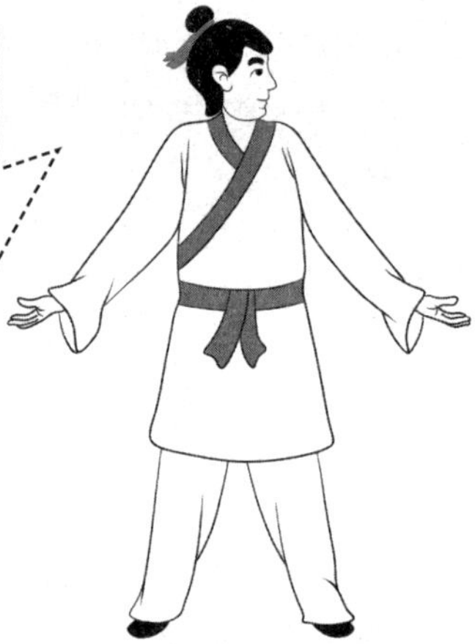

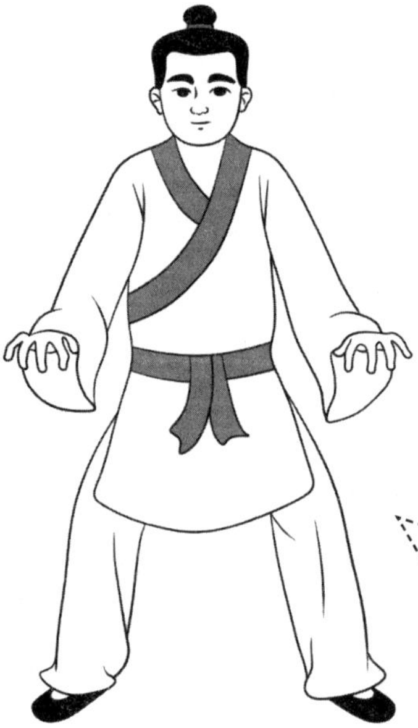

动作 2

松腰沉髋，重心缓缓向下移，两膝微屈，同时两臂内旋，两掌按于髋旁，掌心向下，目视正前方。

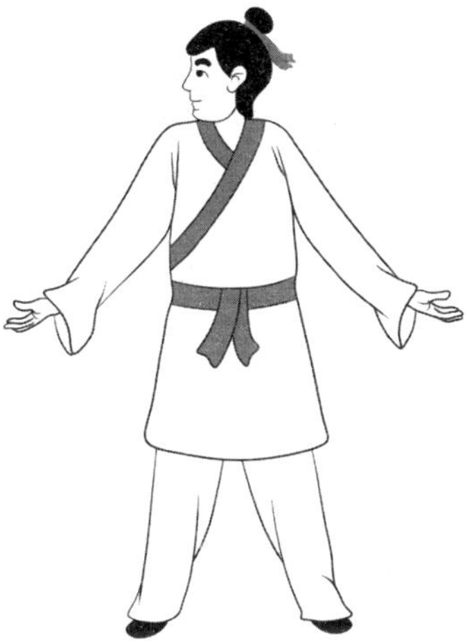

动作 3

两腿缓缓挺膝伸直，同时两臂向身体两侧伸展，接着两臂充分外旋，掌心向后，头向右后转，稍停，目视右斜后方。

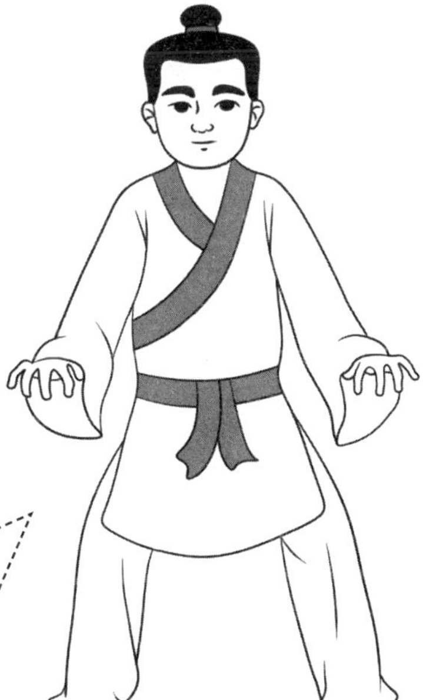

动作 4

松腰沉髋，重心缓缓向下移，两膝微屈，同时两臂内旋，两掌按于髋旁，掌心向下，目视正前方。重复动作 1 至动作 4 三遍。

动作 5

两腿微屈，两掌随之捧于腹前，指尖相对，掌心向上，目视正前方。

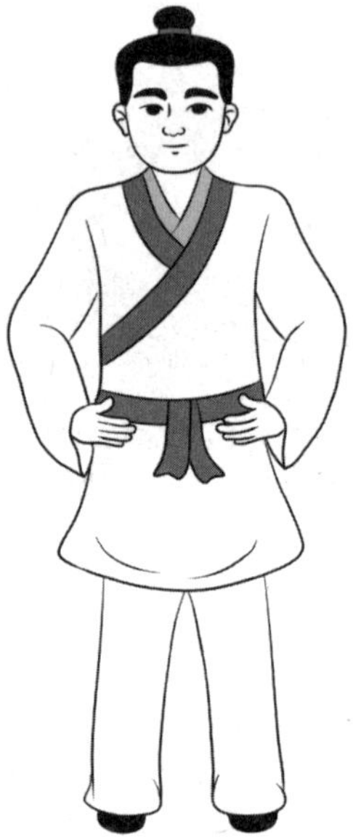

【分解动作图示】

第五式 摇头摆尾去心火

1. 调身：左脚向左横跨一大步成马步，两手自体侧拢气向前，向上到膻中穴前，再向下，两手反按大腿上，指尖相对。头向左侧倾斜，左肩沉降，左胯沉降，催动右胯与尾骨向右侧上翘摆动，目视右足尖的延长线方向，右臂绷直，左臂弯曲，以助尾部摆动。停顿片刻，躯干再缓缓摆至正位。随着两腿缓缓伸直，顺势两手臂向上、向外、向下画弧拢气回收，缓缓下落于体侧，同时收回左腿。再换右脚向右横跨，重复如上动作，如此左右交替 6~9 次。

2. 调息和调心：两手拢气上升时吸气，下落按于大腿时呼气。摇头摆尾时吸气，停顿时屏息，躯干逐渐摆正回收时呼气；吸气时意守下丹田，呼气、屏息时意守足心涌泉。

3. 提示：此式在摇头摆尾时，要注意是左右方向，不要做旋转。整个脊柱以腰部为轴，两端的颈部与尾椎处做左下右上的对向拉伸。

动作 1

接“五劳七伤往后瞧”动作 5。身体重心向左移，右脚向右横跨一大步，两腿膝关节自然伸直，两掌平行向上提至约与肩同高，目视正前方。

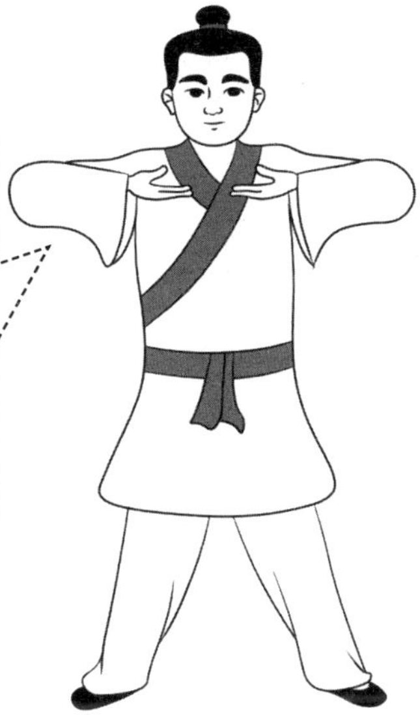

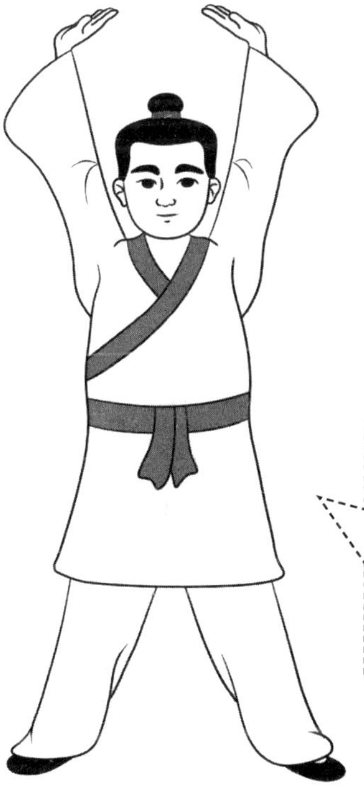

动作 2

两臂外旋，两掌继续上提至头上方，两肘微屈，掌心向上，指尖相对，目视正前方。

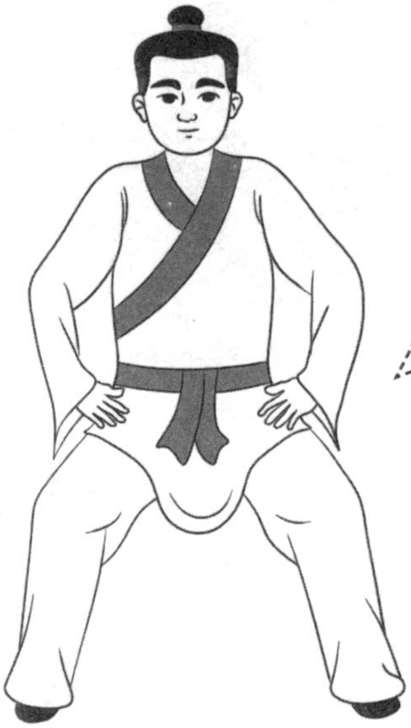

动作3

上身下移，两腿缓缓屈膝并半蹲成马步，同时两臂向两侧下落，两掌扶于大腿上方，肘微屈，拇指侧在内向后，小指侧在外，目视正前方。

动作4

身体重心稍向上提，再缓缓右移，上半身先向右倾，随之俯身，目视左脚。

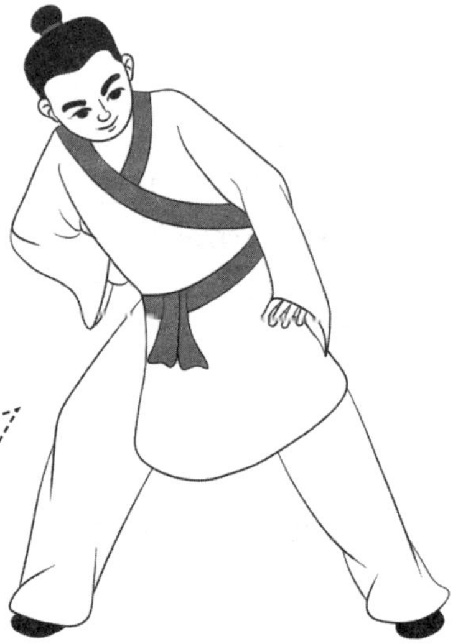

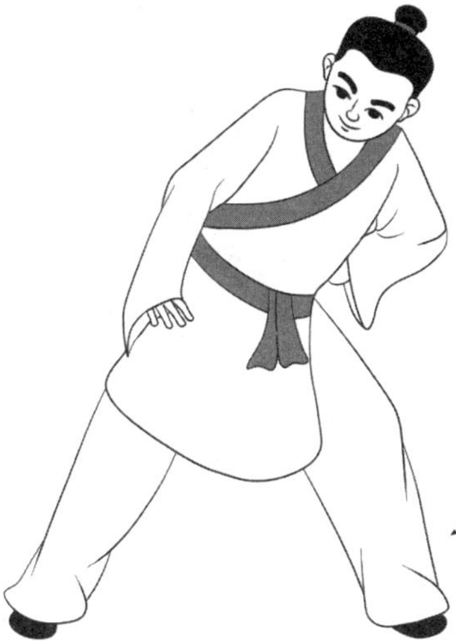

动 作 5

身体重心缓缓向左移，同时身体由右向前、向左旋转，目视右脚。

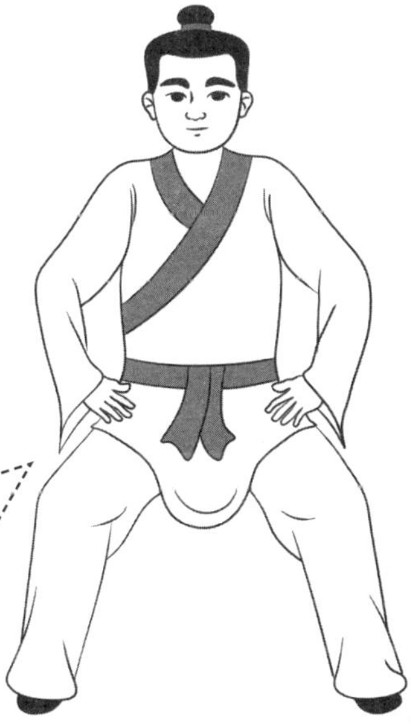

动 作 6

重心右移，同时头向后摇，上体尽量保持直立，然后把头摆正，下颌微收，目视前方。

动作7

身体重心微微向上提，再缓缓向左移，上半身先向左倾，随之俯身，目视左脚。

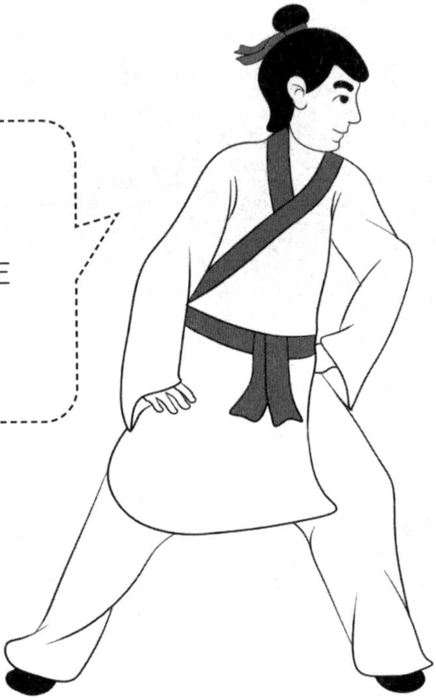

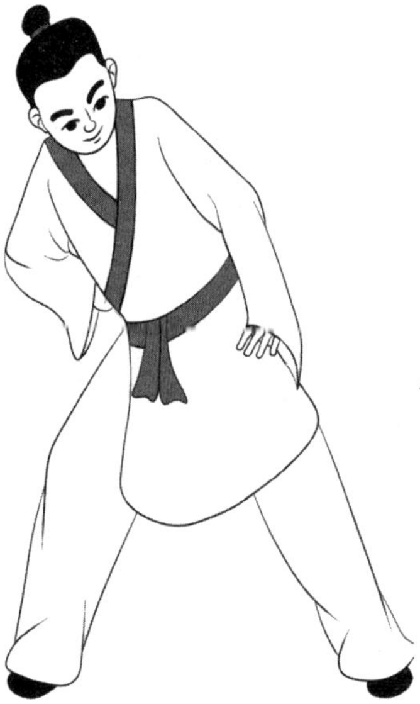

动作8

身体重心缓缓向右移，同时身体由左向前、向右旋转，目视左脚。

动作 9

身体重心由右向左移，并蹲成马步，同时上体直立，头向后摇，然后摆正，下颌微收，目视正前方。重复动作 4 到动作 9 三遍。

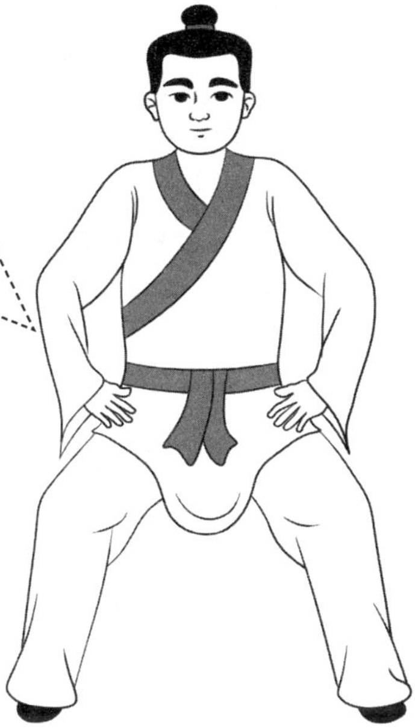

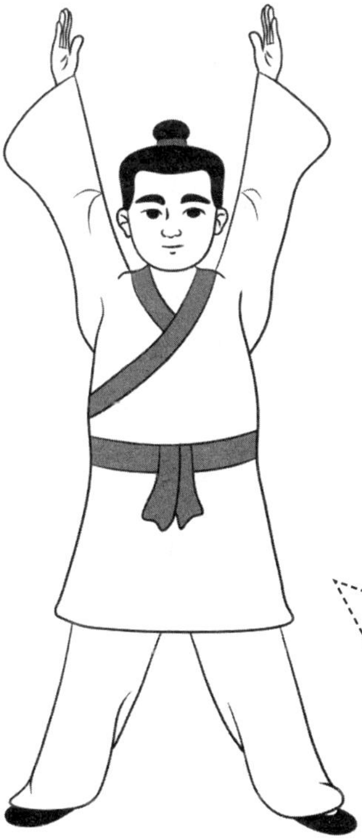

动作 10

身体重心向左移，右脚收回，双脚成开立步，距离约与肩同宽，同时两掌向外经身体两侧向上举，手指向上，掌心相对，目视正前方。

动作11

松腰沉髋，重心缓缓向下移，两腿微屈，两掌经面前下按至腹前，指尖相对，掌心向下，目视正前方。

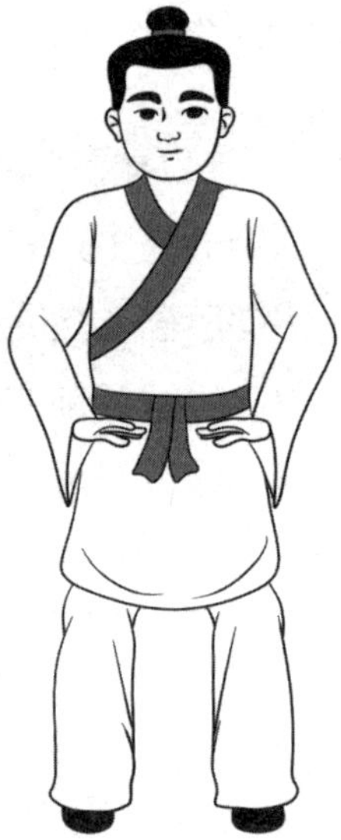

【分解动作图示】

第六式　两手攀足固肾腰

（1）调身：两手经体前捧气上升，按于两肋，指尖相对，温熨片刻，两手向后摩运，按于腰部，温熨片刻。头后仰，尾骨上翘，挺胸收肘，停留片刻后缓缓摆正。两腿伸直，身体从上到下慢慢前俯，两手顺势沿腰臀部、双下肢后侧下至足跟部，再向前贴于足尖，做收腹拱腰、头面贴腿两手攀足的动作 3 次。随后从下到上缓缓伸直腰背，双手上升，如此反复 6~9 次。

（2）调息和调心：头往后仰，尾骨上翘，挺胸收肘时吸气，摆正时呼气。收腹拱腰、头面贴腿时吸气，放松时呼气；两手按于腰部时，意守肾脏。两手攀足时，意守肾腰部。

（3）提示：身体后仰应以身体平衡稳固为度，保持全脚掌着地。向下弯腰时注意脊柱从上向下逐节弯曲，两手攀足时两腿膝关节要保持挺直，不可弯曲，并切勿翘头。弯腰的程度要量力而行，不要强求。

动作1

接“摇头摆尾去心火”动作11。两腿挺膝直立，同时两臂向前上方举起，指尖向上，掌心向前，肘关节伸直，目视正前方。

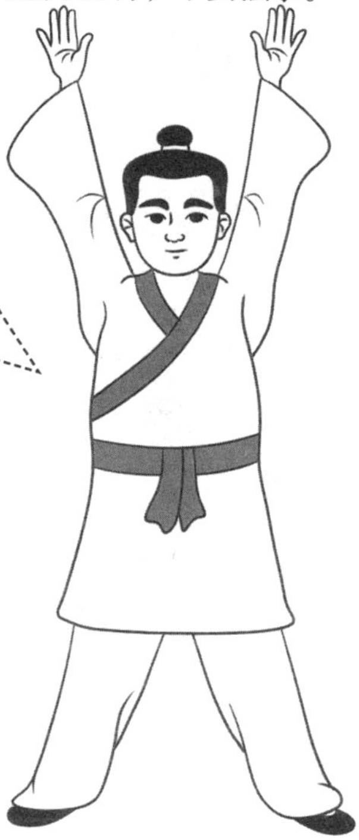

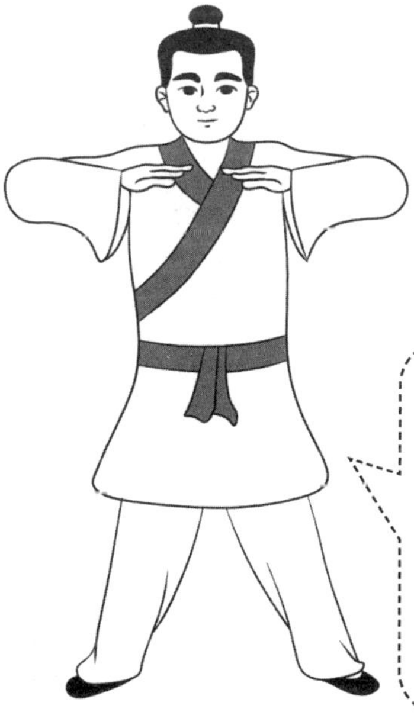

动作2

两臂外旋至常心相对，缓缓屈肘，两掌下按至胸前，指尖相对，掌心朝下，目视正前方。

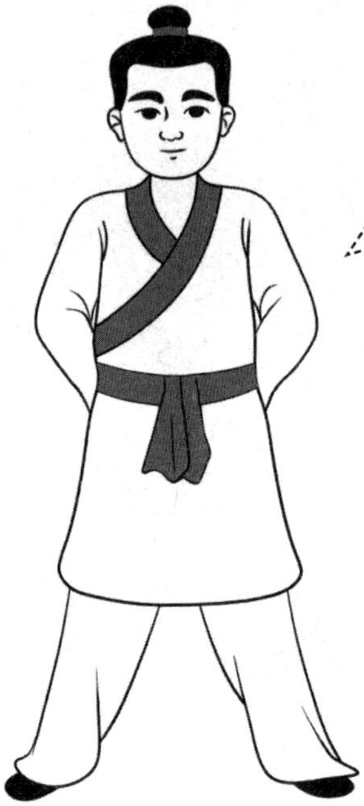

动作 3

两臂外旋至两掌心向上，然后双手顺腋下往后插，至背部停，目视正前方。

动作 4

两掌由上沿脊柱两侧向下摩运至臀部，上体随之向前俯，两掌继续沿腿后向下摩运，过脚两侧置于脚面，抬头，稍停，目视前下方。

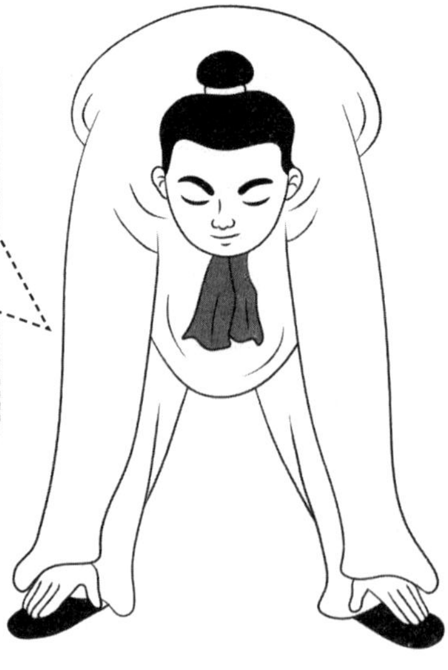

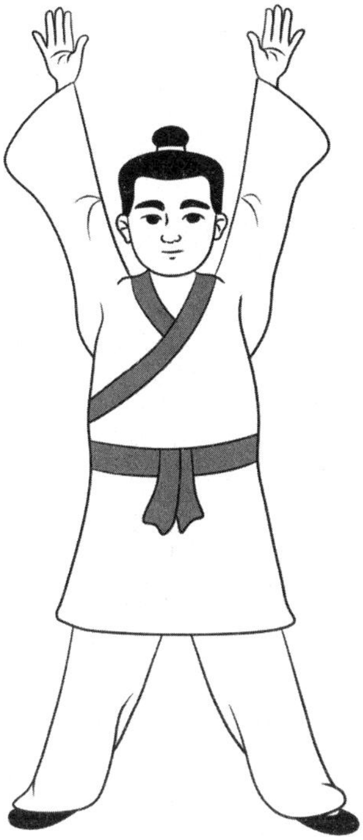

动作5

两手掌沿地面向前伸，手臂随之带动上体起立，两臂伸直向上举，指尖向上，掌心向前，目视正前方。

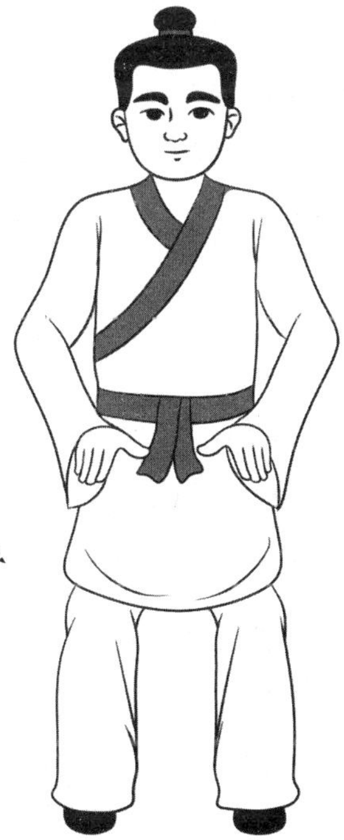

动作6

松腰沉髋，重心缓缓下移，两膝微屈，同时两掌向前下按至腹前，指尖向前，掌心向下，目视正前方。

【分解动作图示】

第七式 攒拳怒目增力气

（1）调身：重心右移，左脚横跨一大步变马步，两手拢气上升，提至两侧腰间握固成拳，拳心向上。将左拳向前冲出，同时旋转腕部变成拳心向下，同时怒目圆睁，注视左拳冲出的方向，右手位于腰间向后拉。左拳小指、无名指、中指、食指、拇指依次打开，掌心向下，立掌转掌心向前，指尖向上，转动指尖，向左，向下，再向前，掌心向上，拇指、食指、中指、无名指、小指依次屈曲成拳握固。两拳收回腰间，随后变掌，向两侧拢气回收，收回左脚。再伸出右脚，重复如上动作，如此左右交替 6~9 次。

（2）调息和调心：两手拢气上升吸气，置于腰间屏息，出拳开指呼气，立掌转掌屏息，合指收拳吸气，拢气回收呼气。意守下丹田，合指收掌时意想收气入体。

（3）提示：此式操作重点看似在于双手，实则是力发全身。将全身之意气力贯于拳掌，使全身形、气、神都得到充分的锻炼。

动作 1

接“两手攀足固肾腰”动作 6。身体重心向右移，左脚向左侧横跨一步，双腿屈膝并半蹲成马步，同时双手握拳，拳眼向上，目视正前方。

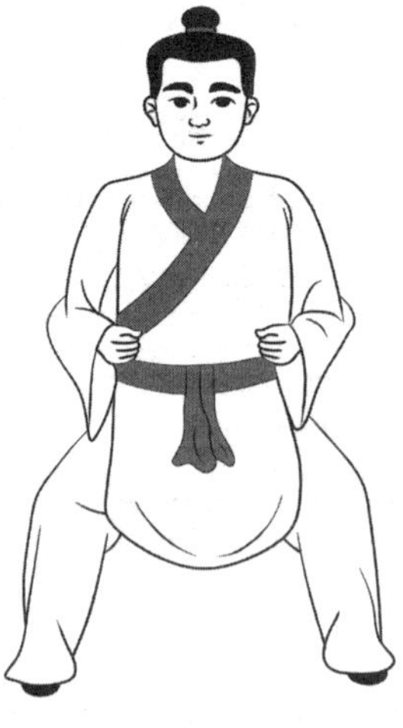

动作 2

左拳缓缓用力向前上方出击，约与肩同高，拳眼朝上，同时瞪目，目视左拳击出方向。

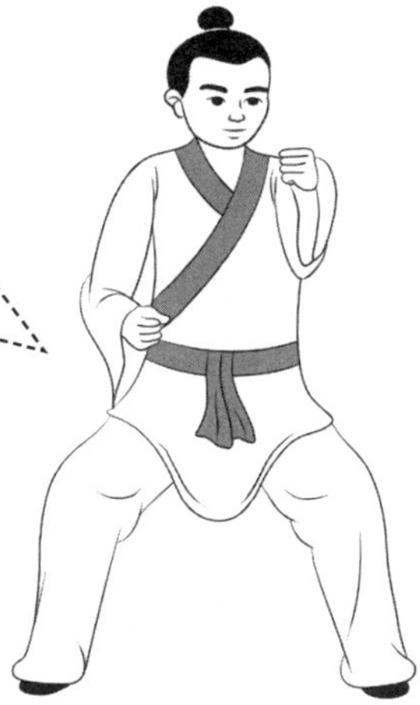

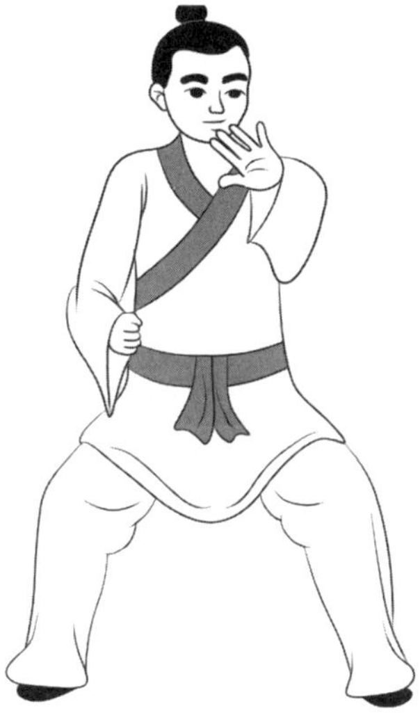

动作 3

左臂内旋，左拳随之变为掌，虎口向下，目视左掌。

动作 4

左臂外旋，屈肘，同时左掌向左养绕，变掌心向上、向后握拳，拳眼向左，目视左掌。

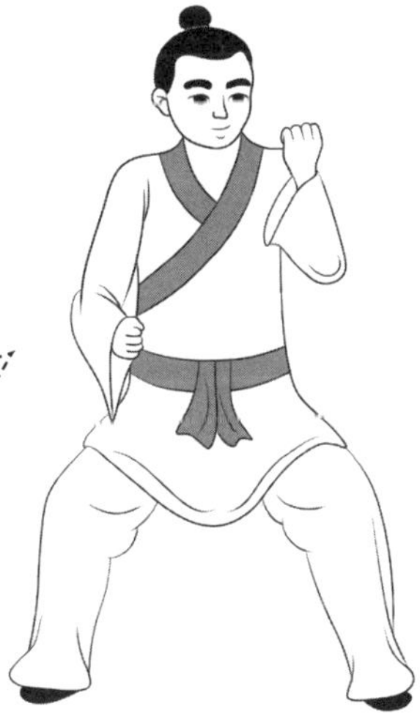

动作 5

屈肘，左拳收回并内旋放回腰间，拳眼朝上，目视前方。

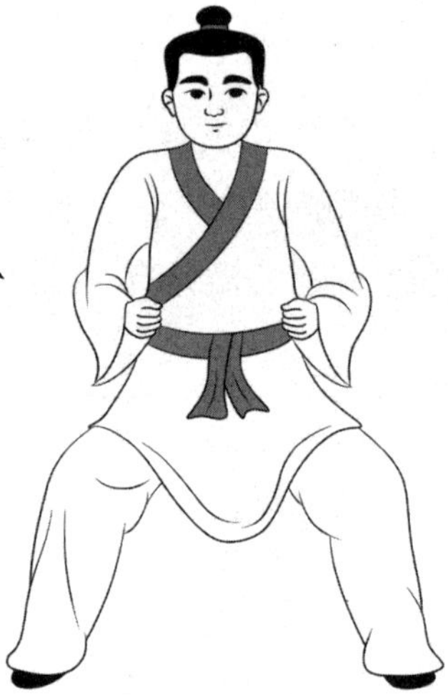

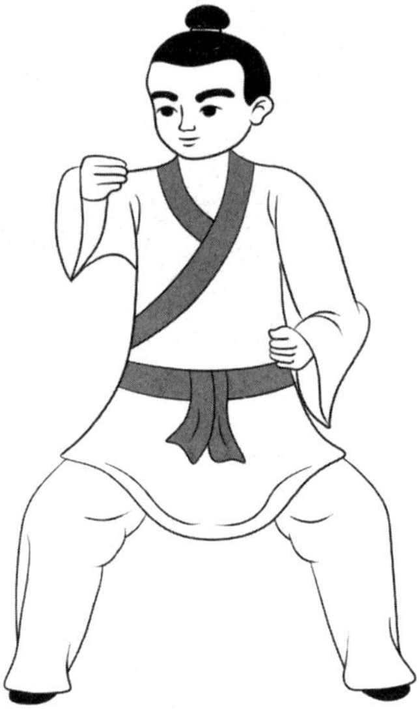

动作 6

右拳缓缓用力向前上方出击，约与肩同高、拳眼朝上，同时瞪目，目视右拳击出方向。

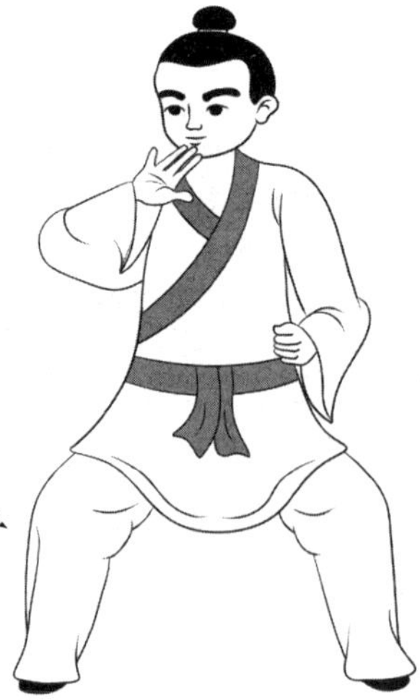

动作 7

右臂内旋，右拳随之变为掌，虎口向下，目视右掌。

动作 8

右臂外旋，屈肘，同时右掌向右缠绕，变掌心向上、向后握拳，拳眼向右，目视右拳。

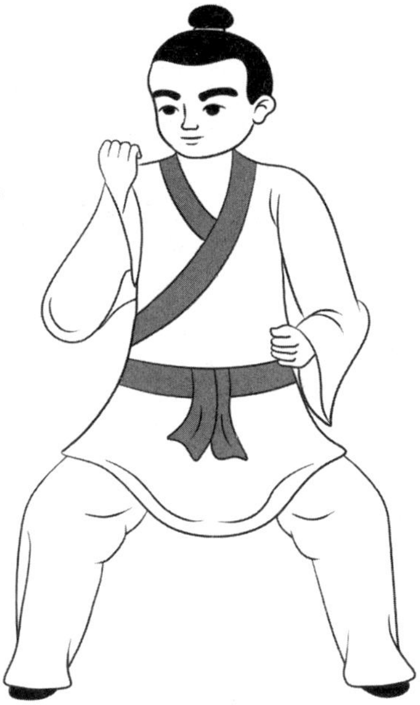

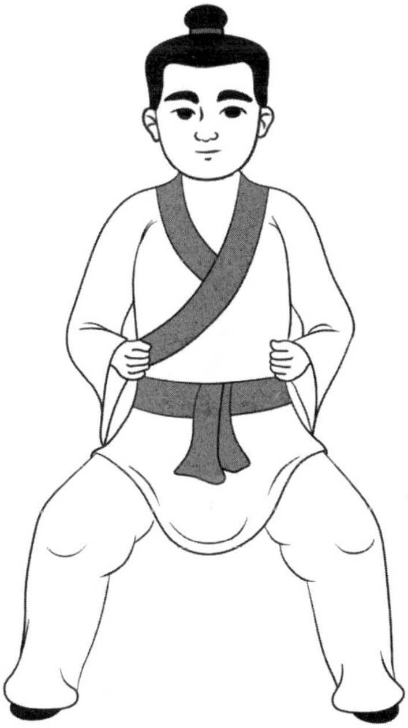

动作 9

屈肘，右拳收回半内旋至腰间，拳眼向上，目视正前方。重复动作 1 至动作 9 三遍。

动作10

身体重心向右移，左脚随之收回，双脚并步站立，同时两拳变掌，双手自然下垂于身体两侧，目视正前方。

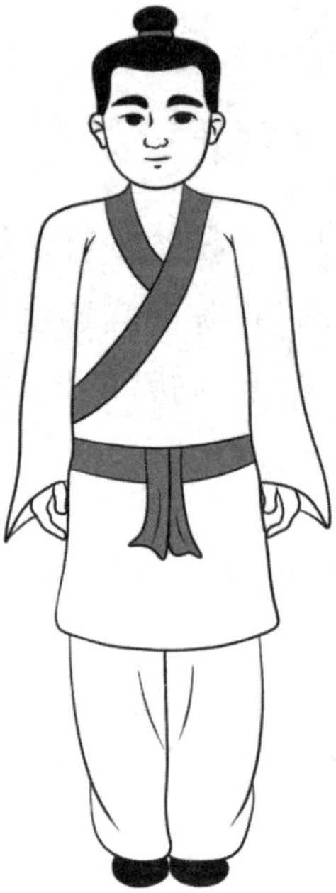

【分解动作图示】

第八式　背后七颠百病消

（1）调身：两臂自然下垂置于体侧，两手自体侧向前拢气上升，至小腹肚脐前，转掌心向下，随着两手下按，置于体侧，指尖向前，同时足跟上提，停顿片刻。足跟下落着地，两手掌心向内，还原体侧，全身放松，如此反复 6~9 次。

（2）调息和调心：两手拢气上升、转掌下按、足跟上提时吸气，停顿时屏息，足跟下落时呼气；足跟上提时意守百会，引领周身气机上升，足跟下落时意守涌泉，引领周身气机沉降，并体会周身放松。

（3）提示：脚跟上提时，注意头顶百会上领，会阴上提，收腹不要挺肚子，同时沉肩坐腕下按，尽量拔抻脊柱督脉，并掌握好身体平衡。

脚跟下落时，速度要适中，开始要略有缓冲。

动作 1

接“攒拳怒目增力气”动作 10。双脚脚后跟向上提，同时头向上顶，稍停，目视正前方。

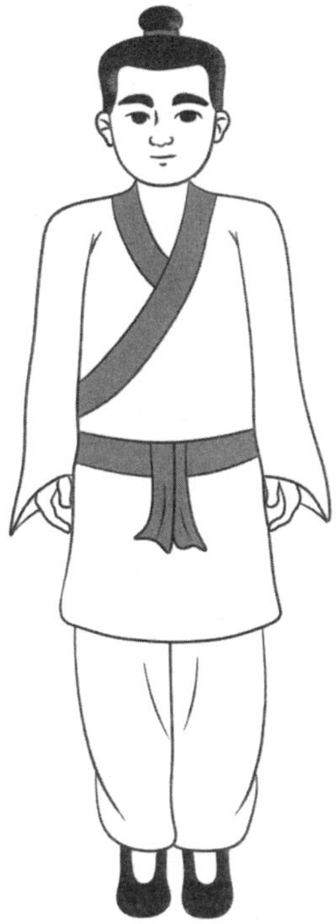

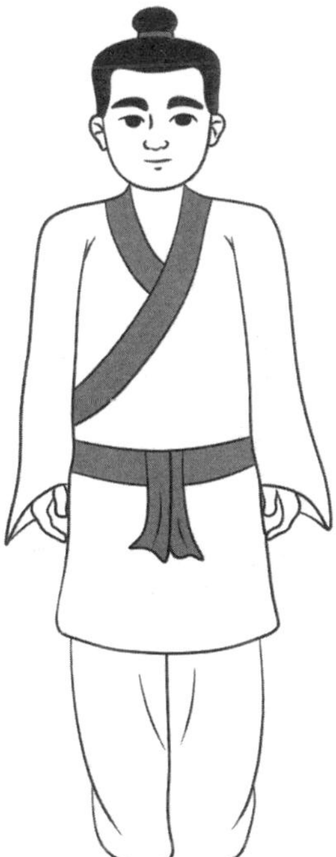

动作 2

双脚脚跟落地，轻震地面，目视正前方。

【分解动作图示】

收 式 养心调息保健康

（1）调身：两脚并拢，两手从体侧拢气回收，两手重叠，敷于肚脐（掌心向里，男左手在里，女右手在里）。

（2）调息和调心：深呼吸（逆腹式呼吸）3次，然后自然呼吸；意守下丹田，安静养气3～5分钟。默念“全身气血畅通，身心健康”，收功。

（3）提示：收功要心平气和，体态安详，周身放松，收气静养。收功后也可适当做搓手、搓面、肢体放松等整理活动。

（4）主要作用：下丹田为元气所居，双手叠放于下丹田，可帮意念安置于此，利于全身气机回至下丹田，收气静养，气归于下丹田，由炼气转为养气，有利于增强人体正气，并使练习者从练功状态恢复到正常状态。

【分解动作图示】

动作1

接背后七颠百病消动作2。双掌朝身体两侧摆起，十指分开，掌心向后，目光正视前方。

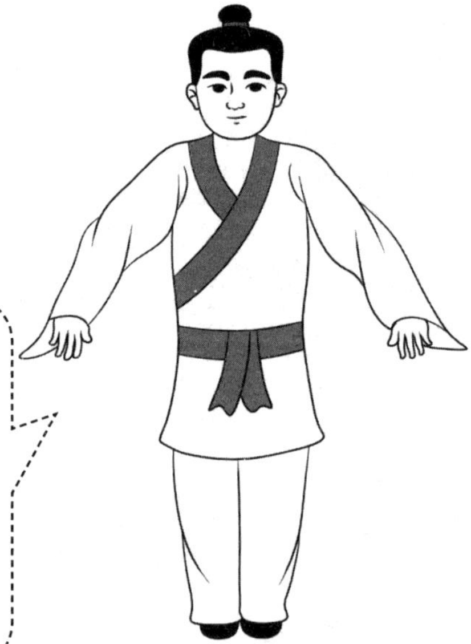

动作2

两臂屈肘，两掌相叠于丹田处。女右手在内，男左手在内。目视正前方。

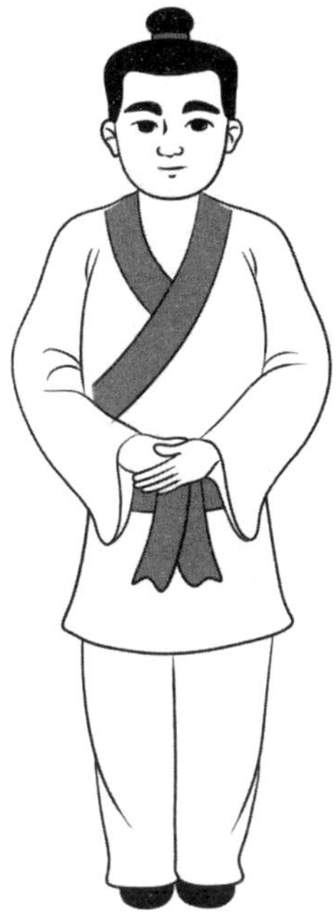

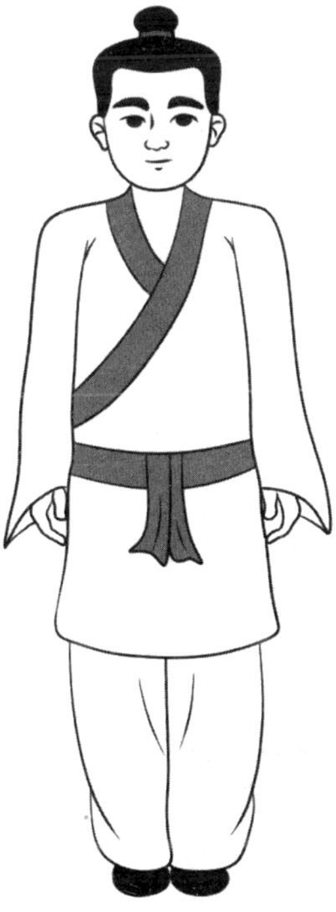

动作3

两臂自然下垂，两掌轻贴腿外侧，目视正前方。

八段锦坐式动作图解

第一式 干沐浴，畅通经脉促循环

（1）起势：采用盘膝坐式，正头竖颈，两目平视，松肩虚腋，腰脊正直，两手轻握，置于小腹前的大腿根部，闭目静坐 3~5 分钟。

（2）叩齿：闭口，上下牙齿相叩作响 36 次，两手十指相叉，抱住昆仑（即头部），呼吸 9 次，气息轻微不使有声；双臂随呼吸同时做开合运动 9 次；放下双手，稍作休息，呼吸 9 次。

（3）鸣天鼓：两手掌掩在两耳处，手指置于后枕部，食指叠于中指之上，食指随即轻缓滑下，弹击后枕部，状如击鼓，使两耳有“咚咚”响声，左右指同时弹击 24 次。

作用：舒缓头面部的肌肉，有固齿的功效，能宁心安神、健脑。

（4）坐姿：坐式八段锦以“因时因地因人”为练习的基本原则，姿势较为灵活。对于练习场地没有要求，不管是凳子上还是地上，不管是侧卧还是仰卧都可以。

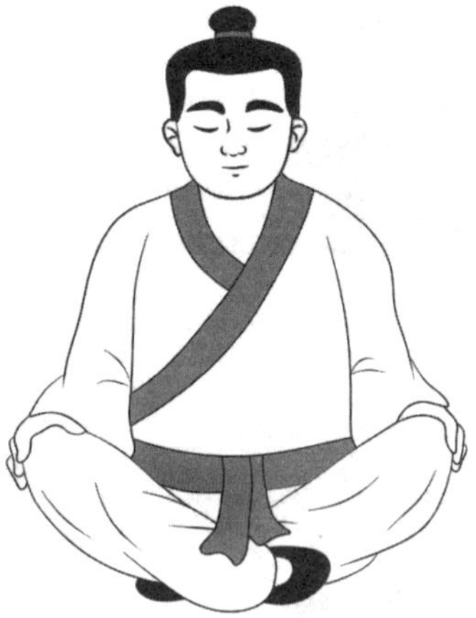

【分解动作图示】

1. 浴　头

动作 1

把双眼轻轻闭上；用掌心按住前额，稍用力从上擦到下颌，双掌掌心向内扣住头部放在双耳上，轻轻摩运到头顶，再次回到前额。一共做 10 次。

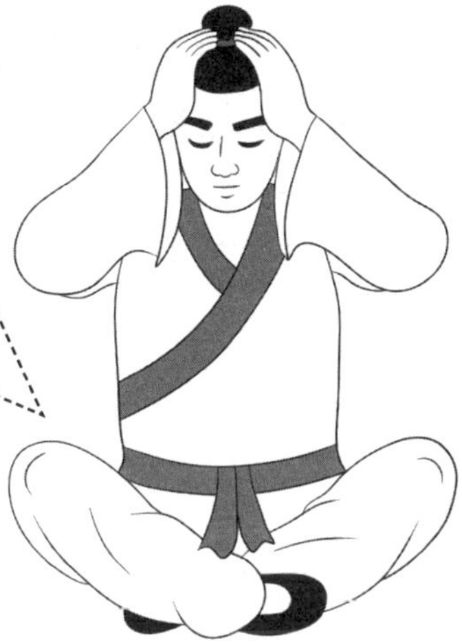

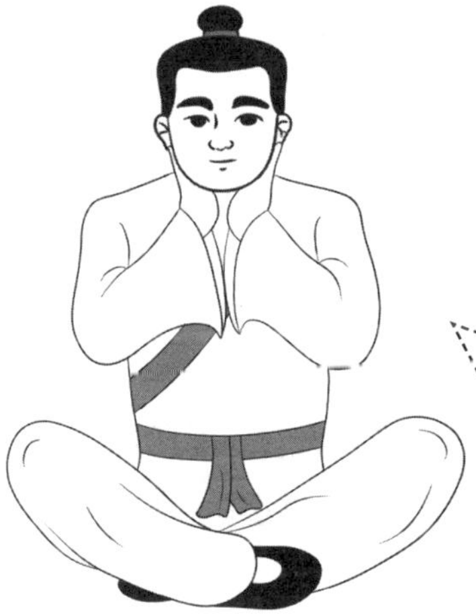

动作 2

用手指的指甲或十指的指腹对头部的发根进行轻轻的按摩，做 10~20 次。

动作 3

用双手的拇指在太阳穴附近做捋的动作，从太阳穴捋到头顶后，接着五指并拢向下捋到颈部，这是 1 次。一共进行 10 次。

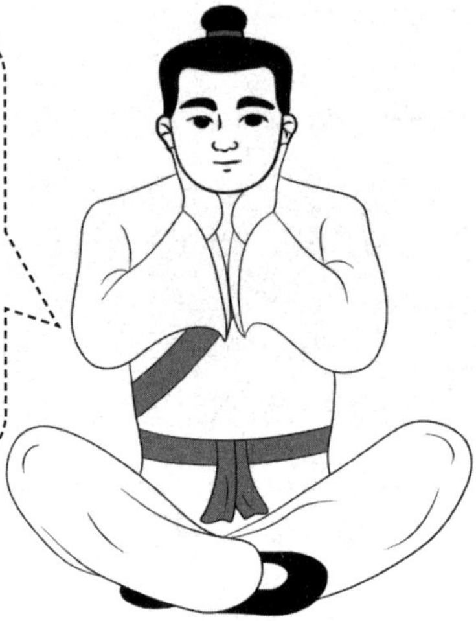

2. 浴　眼

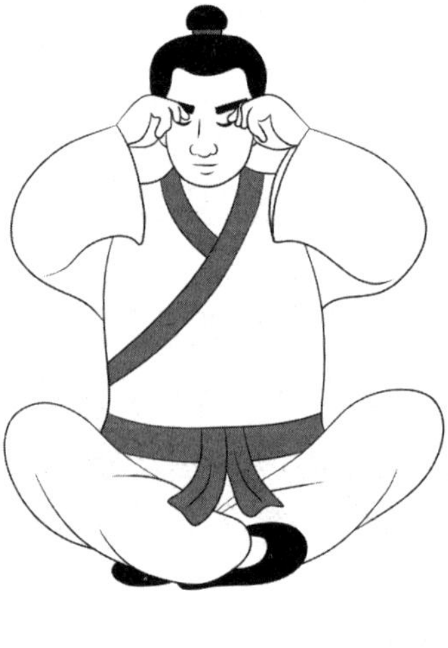

动作 1

轻闭双眼，将双手握成空拳，双手拇指弯曲，用双手拇指的指背擦上下眼皮各 10 次。

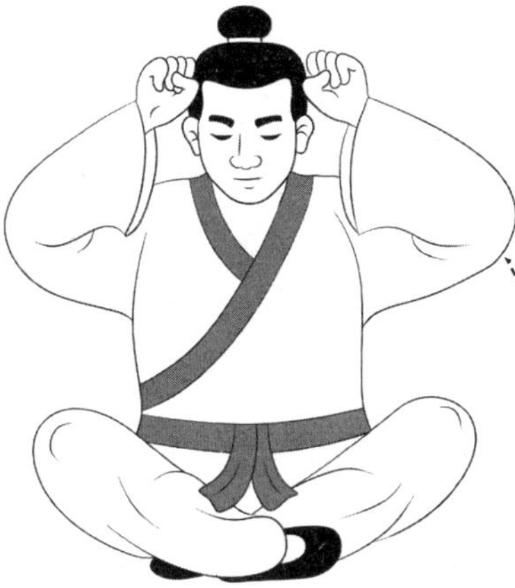

动作 2

用双手的拇指按住两边的太阳穴，顺时针揉10 次，然后再逆时针揉10 次。

动作 3

用右手的拇指和食指捏住两眉毛中间的部位，稍用力揪十几次，然后用左手从头后的发迹向下捋到颈部 10 次。然后换手做。

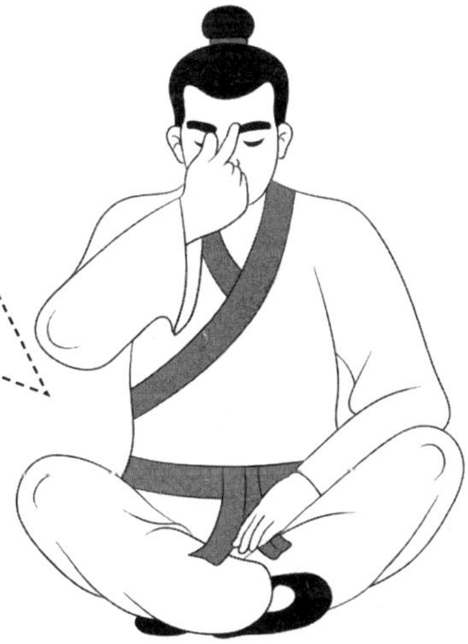

3. 浴　鼻

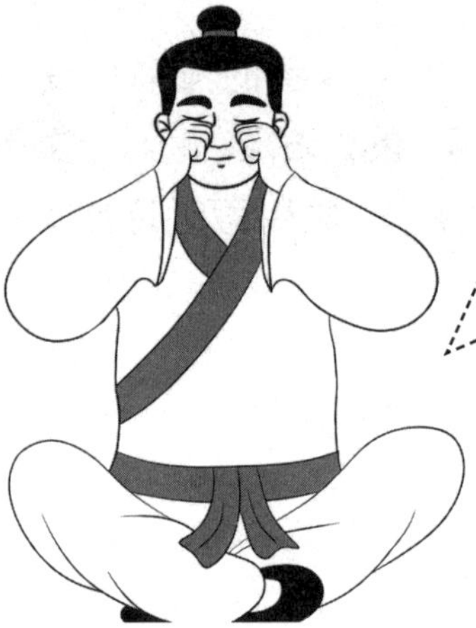

动 作

将双手的拇指微微弯曲，其余四指握成空拳，在鼻梁的两侧，从眼部以下到鼻孔的两侧，用拇指上下摩擦 10 次，往返记为 1 次。

4. 浴　臂

动 作

用右手紧紧按住左手的手腕内侧，顺着手臂的内侧用力向上擦到肩膀的位置，再顺着手臂的外侧向下擦到左手的手背，进行十几次。换手操作。

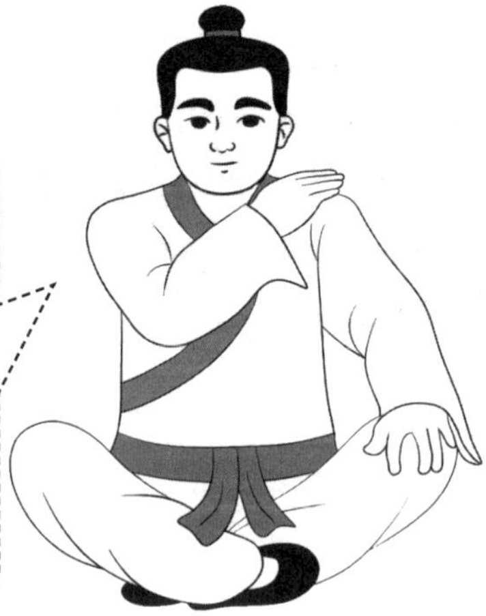

5. 浴 手

动作

双手呈掌状，搓热。先用左手握住右手的手背，用力地擦一下，再换手操作，互擦十几次。

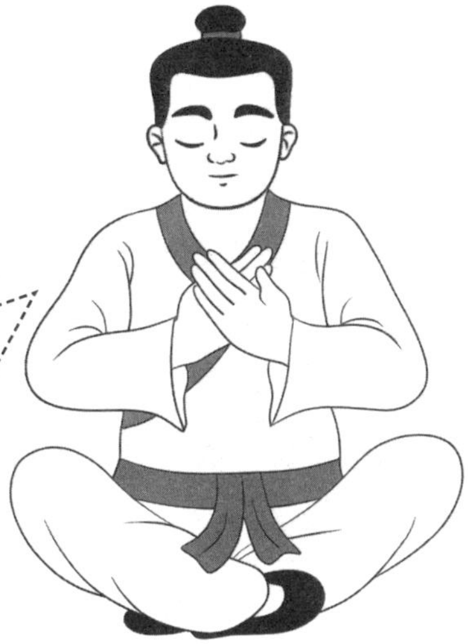

6. 浴 胸

动作

用右手按住右乳，手指方向朝下，用力向下推到左大腿根部，然后用左手按住左乳，用力向下推到右大腿的根部。一左一右为1次，此动作进行10次左右。

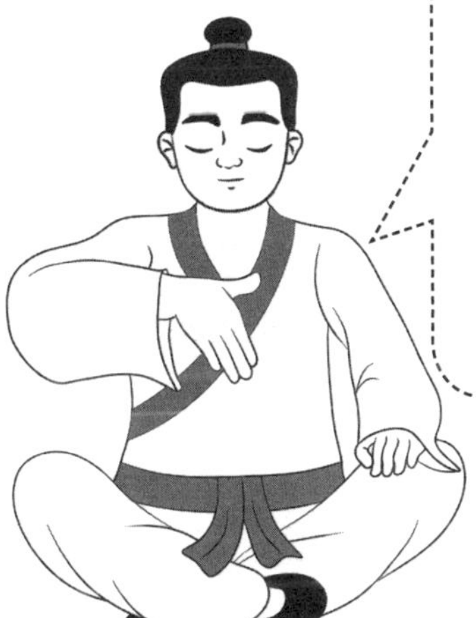

7. 浴　腿

动　作

用双掌紧紧握住一侧的大腿，用力从大腿腿根擦到脚踝的位置，然后再擦回到大腿腿根的部位，反复进行十几次，换腿操作。

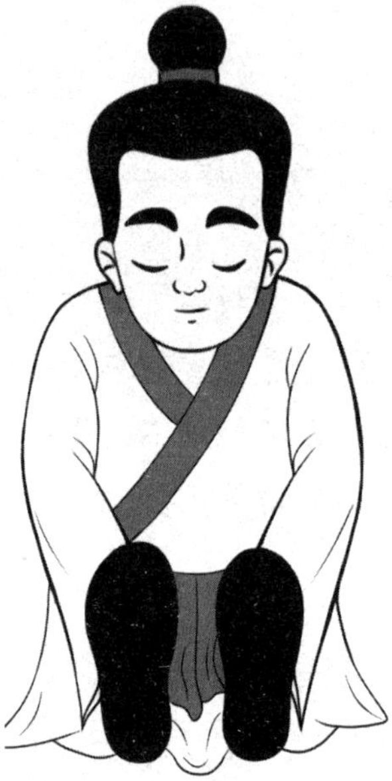

8. 浴　膝

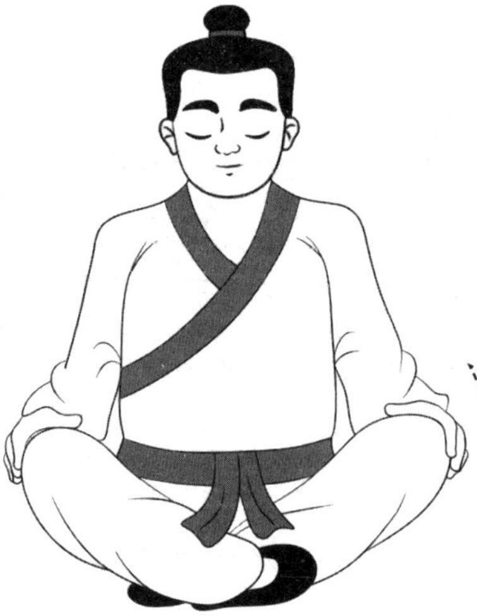

动　作

双腿的膝盖用双掌紧紧握住，先五禽戏六字诀易筋向外旋转十几下，再向内旋转十几下。

第二式　转眼睛，保养眼部防近视

动作：双目微闭后睁开，先顺时针缓慢转动眼球 6 圈，再逆时针转 6 圈（每圈约 5 秒），最后闭眼搓热掌心轻敷眼眶 30 秒。配合自然呼吸，动作需轻柔连贯，每日 2~3 次。

作用：此动作通过调节眼周肌肉张力、促进血液循环，缓解视疲劳。

注意：转动时头部保持不动，近视者避免过度用力。传统八段锦虽无单独转睛式，但现代改良版本常将此作为眼部保健补充练习。

【分解动作图示】

动作

自然端坐，凝神，将腰部挺直，头部不要偏移，双眼向左转动 5~6 次，停下，目视前方，双眼再向右转动 5~6 次，稍停，目视前方。

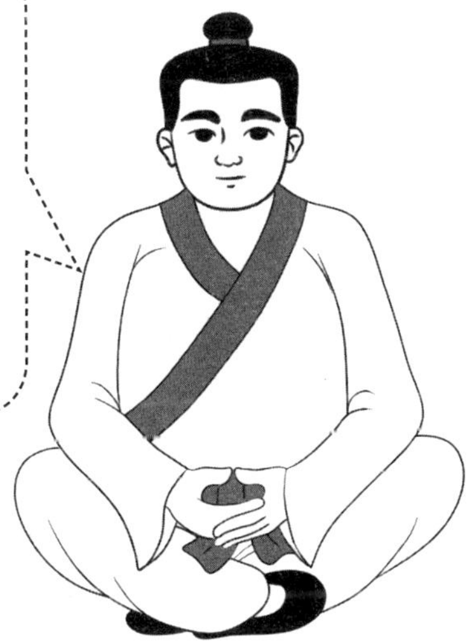

第三式 轻击牙齿，加强消化好吸收

自然站立或端坐，放松下颌，上下牙齿轻叩 36 次（力度如嚼脆枣），叩击后舌尖绕牙龈搅动 9 圈，待津液满口分 3 次咽下。叩齿时配合腹式呼吸，叩击频率约 1 次 / 秒，可于单举动作前后练习。

作用：此法通过振动牙周膜刺激唾液分泌，促进消化吸收，传统养生认为长期练习可固肾健齿。

注意：有严重牙病者力度宜轻。

【分解动作图示】

动作

自然端坐，腰部要挺直，凝神静心，放松嘴部，轻轻叩击上下牙齿三十几次。

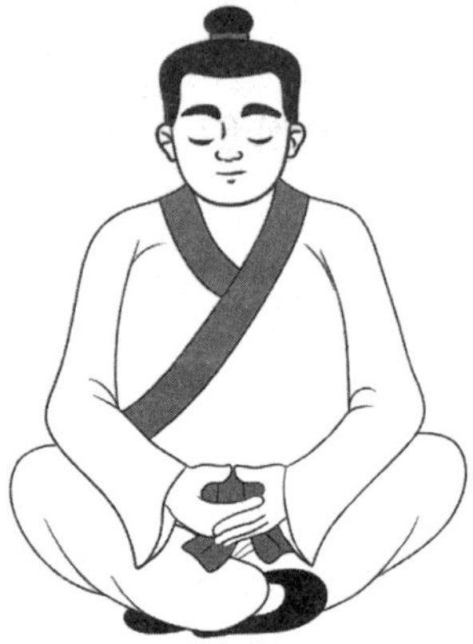

第四式 漱口，增津补液养肾精

舌尖轻抵上颌，待唾液分泌后，鼓腮漱口 36 次（如含水状），随后分 3 次缓缓咽下，意送丹田。配合转头后瞧时自然呼吸，使津液下润脏腑。

作用：此法通过刺激唾液分泌（中医称“金津玉液”），助消化、滋肾阴。现代研究证实唾液含消化酶及生长因子，空腹练习效果尤佳。

注意：漱口动作需轻柔，避免吞咽过急。

【分解动作图示】

动作 1

身体坐直，双手自然放于两侧。

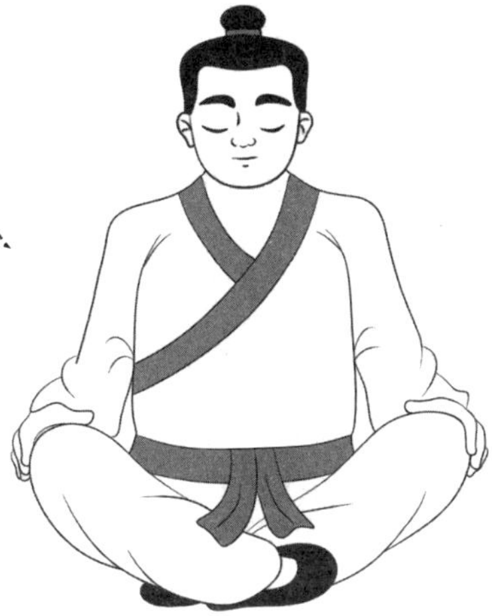

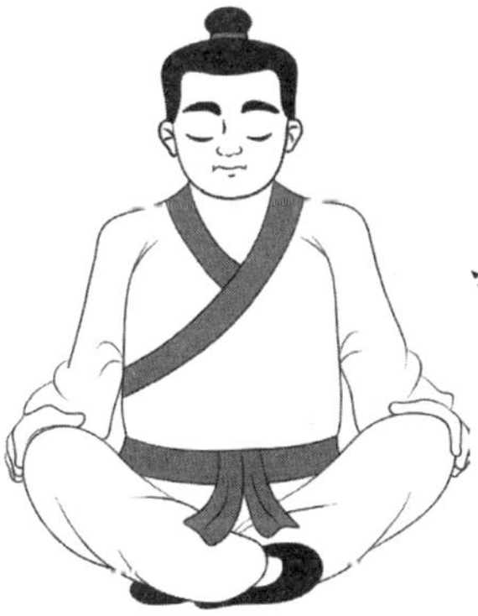

动作 2

将嘴轻轻闭上，上下牙互相咬住，双腮鼓起，口中好像含着东西一样，双腮和舌头做漱口的动作，做 30 次，这时口中会慢慢产生津液，等到津液充满口腔时，分 3 次慢慢咽下。

第五式 敲玉枕，头脑清醒防耳疾

双手掌心紧捂双耳，十指放于玉枕穴（后脑枕骨隆起处下方），食指叠压中指，用力滑落弹击玉枕 36 次，耳内闻“咚咚”如鼓声。弹毕保持捂耳，突然松手。动作需配合摆尾式自然呼吸，力度适中。

作用：此法通过振动刺激风池、玉枕等穴位，改善脑供血、预防耳鸣，中医认为有醒脑开窍、引火归元之效。

注意：高血压者手法宜轻。

【分解动作图示】

动作 1

双手的掌心紧紧按住左右两耳的耳孔，两手的中间三指轻轻敲打后头的枕骨（小脑部）10 次左右，然后手指紧紧按住后头的枕骨不动，掌心按住耳孔后再骤然离开，连续开闭十几次。

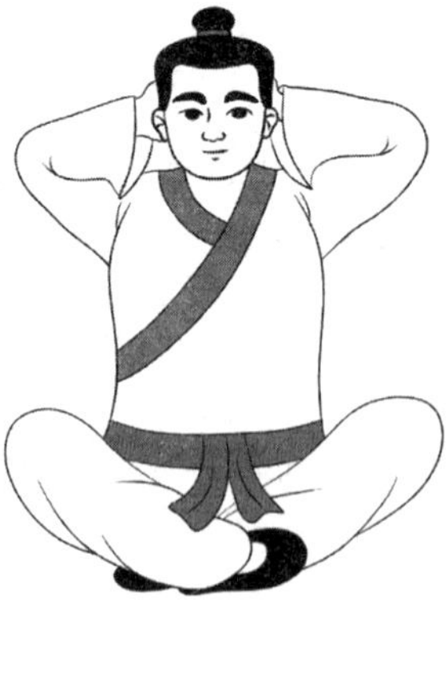

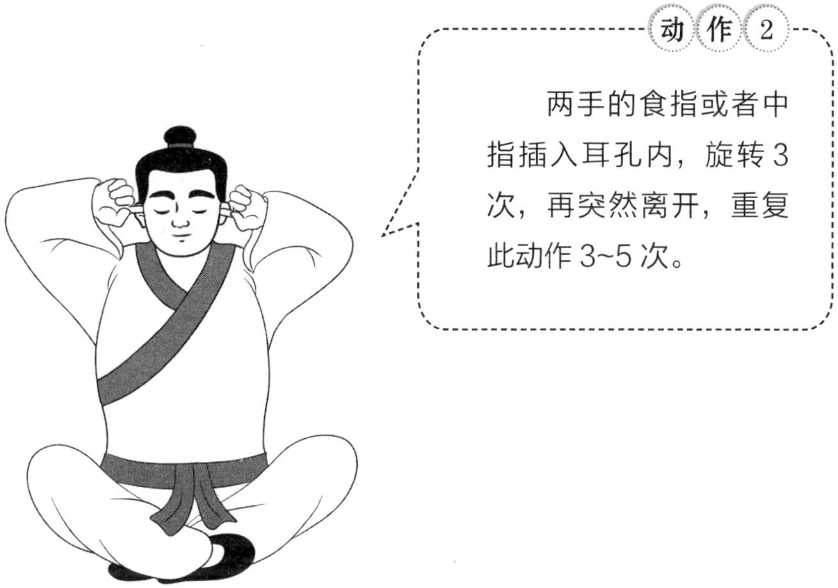

第六式　轻揉腹部，胃肠功能得加强

双掌交叠（男左女右在下）贴于脐部，顺时针由小到大螺旋揉腹 36 圈，再逆时针由大到小揉 36 圈，力度如按压熟透的桃子（3~5cm 深）。配合腹式呼吸，吸气时放松，呼气时下按。重点刺激中脘、神阙、关元等穴位。

作用：此法通过机械按摩促进肠蠕动，中医认为能健脾和胃、运化水谷。

注意：饭后 1 小时内及孕妇忌做，肠炎发作期宜轻揉。

【分解动作图示】

动作 1

男性做法：把左手放在左大腿的根部或者叉住腰部，如果练习者是仰卧的话，手的位置不受限制，右手轻轻揉动，从心窝左下方开始经过肚脐下的小腹向右揉，最后回到原处，此为 1 次，进行 30 次左右，然后换手进行。

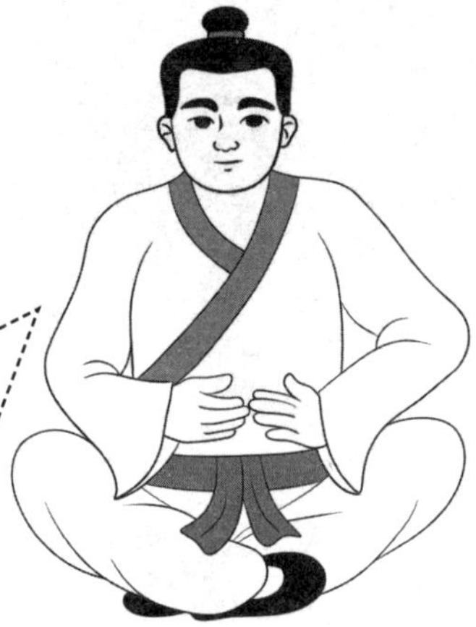

动作 2

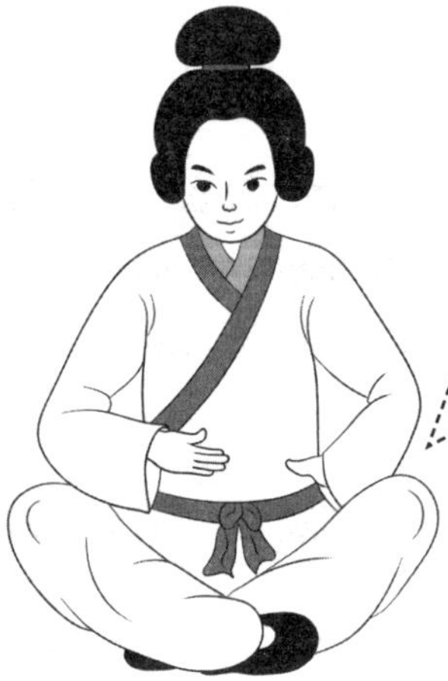

女性做法：先把双手搓热，左手叉腰，注意手部的大拇指在前面，食指在后面，用右手的掌心从心窝的地方开始，向左下方进行旋转揉擦，旋转 1 圈为 1 次，进行几十次；然后，右手叉腰，用左手的掌心从脐处右下方进行旋转，经过小腹回到原处为 1 次，进行几十次。

第七式　搓腰眼，疏通带脉防腰病

双手搓热，掌心紧贴后腰命门两侧（约与肚脐相对），上下用力摩擦腰眼穴 81 次（一上一下为 1 次），直至腰部发热。配合自然腹式呼吸，摩擦时拇指按压侧腰带脉穴。

作用：此法通过刺激肾俞、命门等穴位，温补肾阳、疏通带脉，改善腰肌劳损。

注意：搓擦力度以皮肤微红为度，腰椎急性损伤者慎做。传统养生认为“腰为肾之府”，长期练习可强腰固肾。

【分解动作图示】

动作 1

身体坐直，全身放松。

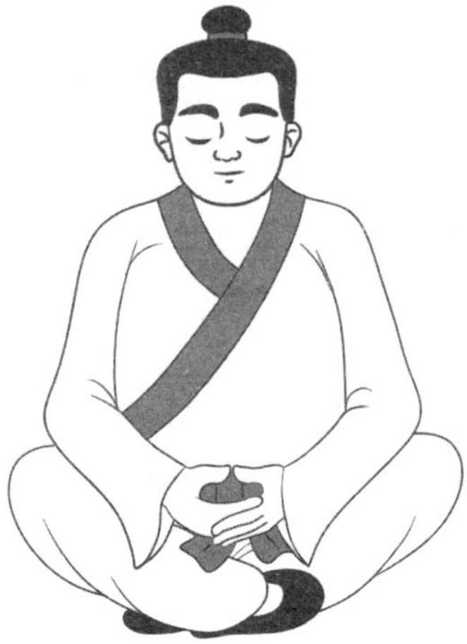

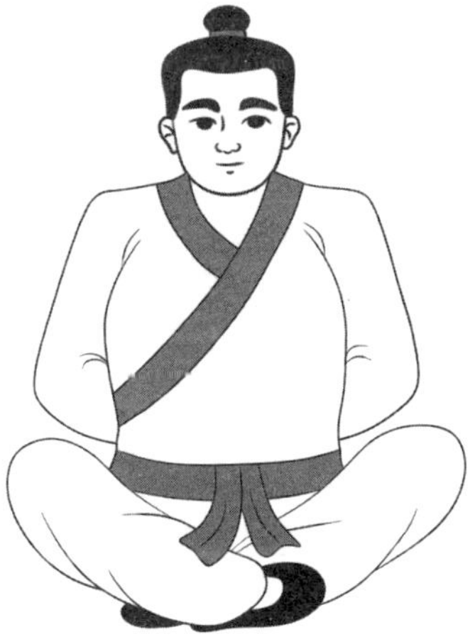

动作 2

把两手搓热，紧紧按住腰眼的地方，用力搓至尾闾部位，然后再向上搓到双臂后屈正对着的地方，进行 30 次左右。

第八式　搓脚心，疏肝明目降虚火

坐姿或单腿直立，用手心（劳宫穴）对准脚心（涌泉穴），前后快速搓擦 100 次至发热，左右脚交替进行。搓时拇指可重点按压涌泉穴，配合自然呼吸。

作用：中医认为“涌泉为肾经井穴”，此法能引火归元、滋水涵木，对失眠、目赤、肝火旺有调节作用。

注意：高血压患者搓擦力度宜轻，可改用手掌大鱼际操作。现代研究证实刺激脚心能改善末梢循环。

【分解动作图示】

动作 1

身体坐直，把右脚放在左脚的膝盖处，全身放松。

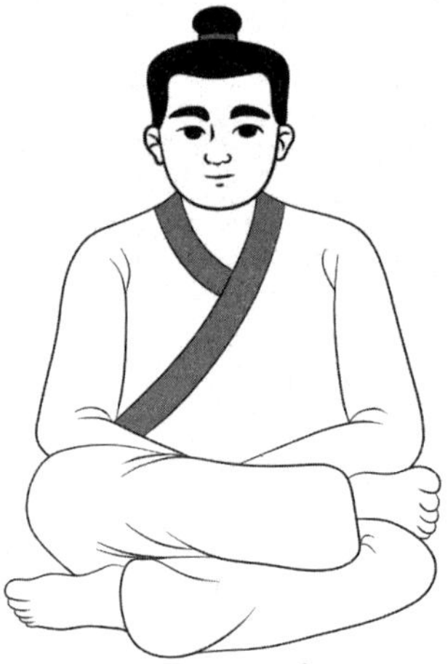

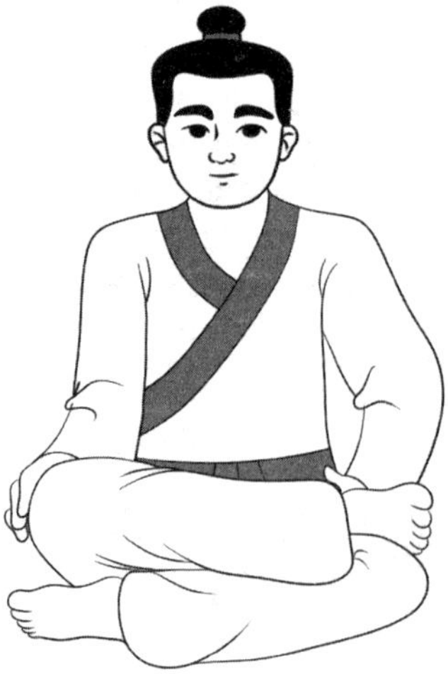

动作 2

把双手搓热，搓脚心 100 次左右。换脚揉搓。

第二章

五禽戏

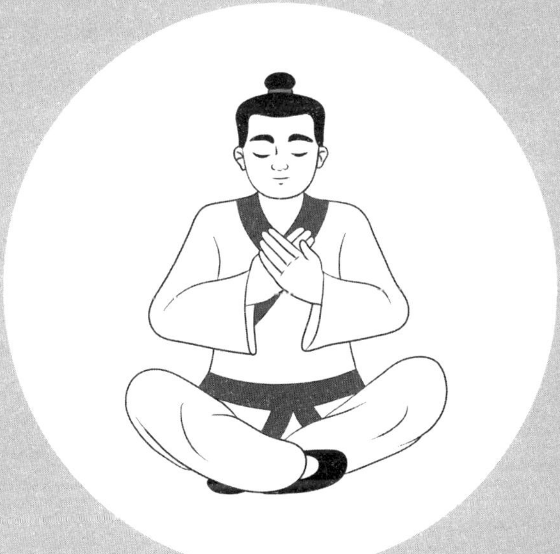

仿生养生五禽戏

五禽戏的历史溯源

五禽戏和八段锦一样，都是我国古老的导引养生功法。

五禽戏的传人都认为，其起源可以追溯到远古时代。据史料记载，当时中原大地江河泛滥，湿气弥漫，不少人患了于关节不利之症。在这种情况下，古人想出了“乃制为舞”“以利导之”的锻炼方法。这种意在模仿飞禽走兽动作神态的“舞”，也正是远古中华气功导引术的萌芽。

《庄子》中曾这样描写：“吐故纳新，熊经鸟伸，为寿而已矣。”这其中的“熊经鸟伸”，就是对古代养生之士模仿动物姿势，习练气功的描写。

东汉时期的华佗继承了前人的导引术，同时根据自己的中医理论基础，创编了较为完善的五禽戏，世人将其称为“华佗五禽戏”。

华佗五禽戏，是根据中医学阴阳五行、脏象、经络、气血运行规律，模仿虎、鹿、猿、熊、鸟（鹤）五种动物的动作，而创编的一套养生健身功法，具有强身健体、延年益寿的功效。

《后汉书·方术列传·华佗传》中记载：“吾有一术，名五禽之戏：一曰虎，二曰鹿，三曰熊，四曰猿，五曰鸟。亦以除疾，兼利蹄足。以当导引。体有不快，起作一禽之戏，怡而汗出，因以著粉，身体轻便而欲食。普施行之，年九十余，耳目聪明，齿牙完坚。”

相传，华佗年轻时，有一次去宜山采药，爬到半山腰时发现了一个洞穴，他很好奇，想进去探索一番。正在这时，洞中传出声音，是两个人在谈论医道，华佗就站在洞外听，听着听着就入迷了。突然，洞中两人开始谈论起华佗来，这可把华佗吓坏了。

于是，华佗准备离开，突然他听到洞中有人叫道："华先生既已来了，何不入内一叙？"华佗只好硬着头皮走进去，原来是两位白发长须的仙人，他们向华佗传授了一套健身功法：模仿虎、鹿、熊、猿、鸟的姿态运动，这就是著名的"五禽戏"。

不过这个五禽戏的由来故事，显然是传说，目的是让人更相信这套动作，从而去学习，进而起到强身健体、延年益寿的作用。

隋唐时期，华佗五禽戏最为流行。唐代诗人柳宗元有"闻道遍为五禽戏"的诗句，宋代陆游也有"啄吞自笑如孤鹤，导引何防效五禽""不动成罴卧，微劳学鸟伸"的诗句。可见在隋唐、两宋时期，华佗五禽戏便以其蕴含的深邃的中医原理和古老的养生妙谛而广为传播。

明清时期，华佗五禽戏有了较大发展，研究专著不断问世。影响较大的有明代周履靖的《夷门广牍赤凤髓》，他将华佗五禽戏的动作精心绘成图案，编入书中。清代曹若水的《万寿仙书导引篇》和席锡蕃的《五禽舞功法图说》等著作，都详细地描述了五禽戏的习练方法。这些五禽戏功法与《养性延命录》所载的有较大出入，五禽动作均为单式，排序也变为"虎、熊、鹿、猿、鸟"。但其文字说明不仅描述了五禽的动作，而且还有神态上的描述，并结合了气血的运行。这些宝贵的文献资料为后人的研究提供了重要依据。

18 世纪晚期，华佗五禽戏由法国传教士 Amiot 传入欧洲，不但让更多的人认识和接触到华佗五禽戏，还在国际层面上，对现代运动医学和康复医学的形成起到了显著的促进作用。

五禽戏的养生秘密

五禽戏是一种模仿虎、鹿、熊、猿、鸟五种动物动作的健身运动。习练时，应展现虎之威猛、鹿之安舒、熊之沉稳、猿之灵巧、鸟之轻捷，力求动作蕴含“五禽”神韵。传统医学认为，五禽戏每式都有各自的保健点，坚持练习对各类疾病的康复都有帮助。

虎戏：主肝。由虎举和虎扑两个动作组成，虎举如猛虎伸腰，昂首挺胸，虎扑模仿虎捕食时的迅猛，是力量与柔韧的完美结合。中医认为，虎戏能疏通肝胆、清肝明目。现代医学认为，虎戏可以强化腰部肌肉力量，促进全身血液循环，防治腰肌劳损、腰椎间盘突出等腰部常见疾病。

鹿戏：主肾。由鹿抵和鹿奔两个动作组成，模拟鹿的嬉戏角抵与奔跑动作，体现了鹿的灵动与协调。中医认为，鹿戏能强腰补肾、舒筋健骨。现代医学认为，鹿戏可改善肾脏功能，提高身体协调性和平衡能力，对于腰背疼痛、坐骨神经痛等疾病有良好的防治作用。

熊戏：主脾。由熊运和熊晃两个动作组成，模拟熊的行走与摇晃动作，展现了熊的沉稳与力量。中医认为，熊戏能健脾强胃、促进消化。现代医学认为，熊戏通过身体的摇晃，能够“按摩”内脏，激发消化系统功能，对消化不良、腹胀、腹泻、便秘等消化系统疾病有改善作用。

猿戏：主心。由猿提和猿摘两个动作组成，模拟猿的提踵瞭望与摘取动作，体现了猿的机敏与活泼。中医认为，猿戏能养心益智、健脑开窍。现代医学认为，猿戏可提升上肢力量，锻炼手指和手腕的精细操作能力，有助于缓解肩周炎、颈椎病等引起的肌肉僵硬疼痛，提高肩颈活动度。

鸟戏：主肺。由鸟伸和鸟飞两个动作组成，模拟鸟的伸展与飞翔动作，展现了鸟的自由与优雅。中医认为，鸟戏能补肺宽胸、宣发肺气。

现代医学认为，鸟戏能强化胸背部肌肉力量，促进胸廓扩张，增强心肺功能，提升耐力和精神状态。

五禽戏的练习要领

五禽戏的练习要领主要包括以下几个方面：

（1）形松意充，气息自然：在练习五禽戏时，要保持身体放松，意念集中，呼吸自然。动作要松而不懈，意念要专注，气息要顺畅。

（2）引伸肢体，动诸关节：在练习过程中，要充分伸展肢体，活动各个关节，使身体各部位得到充分的锻炼。

（3）循序渐进，持之以恒：练习五禽戏需要循序渐进，逐步增加难度和强度，同时要坚持练习，持之以恒才能达到良好的效果。

（4）外动内静，动中求静：五禽戏是一种外动内静的功法，习练时应做到外动内静，动静结合，刚柔并举，内外兼备。

（5）练功姿势：五禽戏的练功姿势包括自然站式、平坐式和仰卧式。自然站式两脚开立，脚外侧与肩同宽，脚尖平行向前；平坐式臀部坐于椅前 1/3 处，两脚平放触地；仰卧式自然仰卧。其中，站式较为容易放松，因此推荐以站式为主。

（6）呼吸配合：五禽戏的呼吸配合非常重要。例如，在“虎举”动作中，上举时吸气，下拉时呼气；在“虎扑”动作中，上提时吸气，下按时呼气。呼吸要深远绵长，平心静气，切忌气躁急促。

通过遵循这些练习要领，可以更好地掌握五禽戏的动作和技巧，达到调气健肺、强心健脾、强健腰肾等效果。

练习五禽戏要注意的事项

五禽戏是我国传统的一种健身方法，以模仿动物的动作来锻炼身体，增强身体的灵活性和协调性。在五禽戏的练习中，需要注意以下几点。

选择合适的场所：五禽戏可以在室内或室外进行，但应选择空气流通、安静平稳的地方。室外练习要注意风向和天气，避免风口或恶劣天气对身体产生不良影响。

适度热身：在开始练习五禽戏之前，进行适度的热身运动，如慢跑、拉伸等，以准备身体和肌肉的运动。

控制动作幅度和力度：在练习五禽戏时，要注意动作的幅度和力度适中，不要过度扩张和用力，以免引起肌肉拉伤或其他不适。

姿势正确：五禽戏的姿势要保持正确和舒展，避免过度伸展或扭曲身体，尤其是对于老年人或身体情况特殊的人，更要注意保持正确的姿势。

呼吸合理：五禽戏中的动作要配合合理的呼吸，动作放松时吸气，收紧时呼气，使呼吸和运动相互配合。

平稳做动作：做五禽戏时要平稳地做动作，不要突然加速或做剧烈运动，以免引起身体的不适或受伤。

注意自身体验：练习五禽戏时要留意身体的感受，如有不适或疲劳感，应适当调整动作或停止练习。

适度的练习频率和时间：五禽戏的练习频率和时间要适度，建议每天坚持练习 20 分钟左右，不要过度疲劳身体。

避免在特殊时期练习：女性在妊娠期、月经期、产褥期等特殊时期不宜练习五禽戏，以免对身体造成不良影响。

避免在疾病期练习：处于急性发病期或者患有器质性病变的人群应谨慎或禁忌进行五禽戏练习，以免增加心脏负荷或加重病情。

通过遵循这些注意事项，可以更好地享受五禽戏带来的健康益处，同时避免不必要的伤害。

五禽戏的基本动作说明

五禽戏通过模仿虎、鹿、熊、猿、鸟五种动物的动作，结合呼吸吐纳和意念活动，以达到调养气血、强健身体的目的。以下是五禽戏的基本动作说明。

1. 基本手型

(1) 虎　爪

五指尽量向四周张开，将虎口尽力撑圆，两手的第一、二指关节向内弯曲扣入。

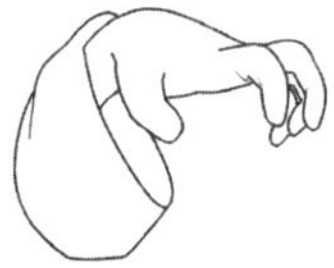

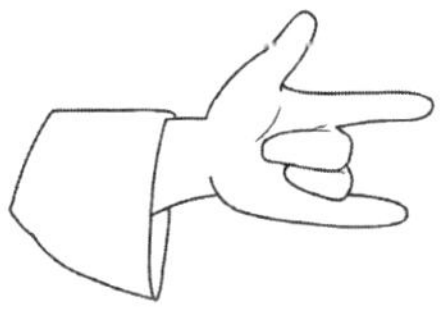

(2) 鹿　角

拇指向外侧伸直，食指和小指也自然伸直，剩下的中指和无名指向内弯曲扣入。

(3) **熊　掌**

拇指压在食指指端上，剩余四个手指头弯曲并拢，将虎口撑圆。

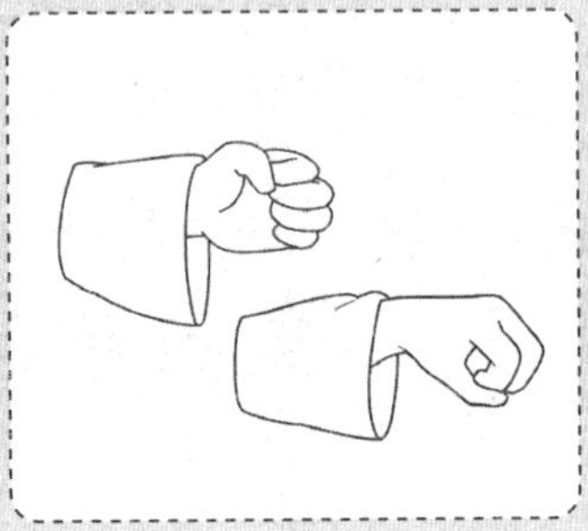

(4) **猿钩、握固**

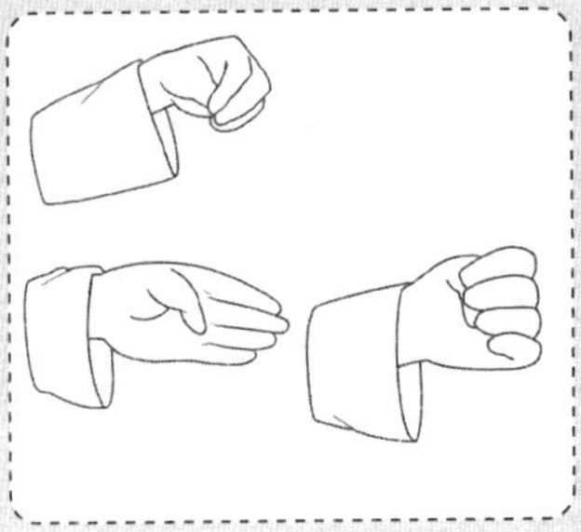

猿钩：猿戏的基本手型有两种，即猿钩和握固。猿钩指将五指的指腹捏拢，将手腕弯曲。

握固：将拇指指尖轻按在无名指（第四指）的根部（即手掌内侧靠近腕横纹处）。其余四指顺势弯曲，包裹住拇指，形成握拳状。

(5) **鸟　翅**

五指伸直，无名指、中指并拢向下，其余手指向上翘起。

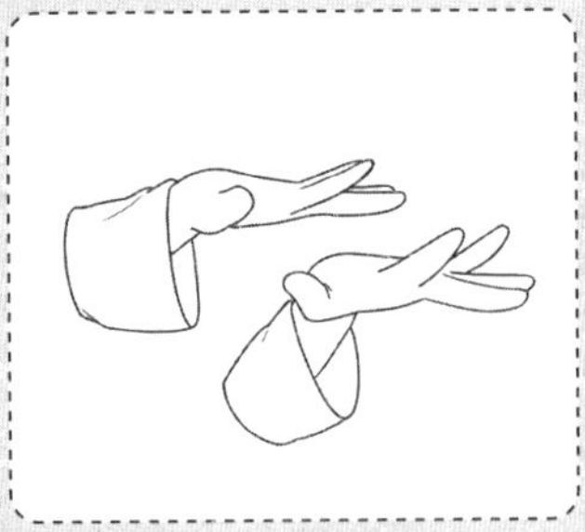

2. 基本步型

(1) 弓　步

两腿前后分开，一脚向前迈一大步，横向保持自己舒服的宽度，右（左）腿向前弯曲下压，大腿斜向地面，最好做到膝盖与脚尖上下相对，脚尖微微向内扣；左（右）腿则只需要自然伸直，用脚后跟着地，保证整个脚掌着地。

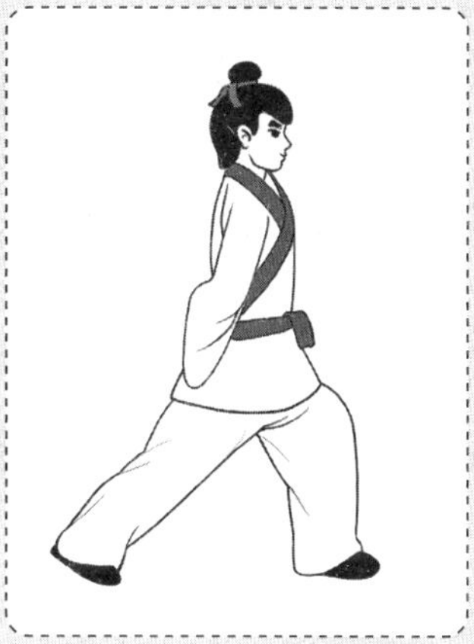

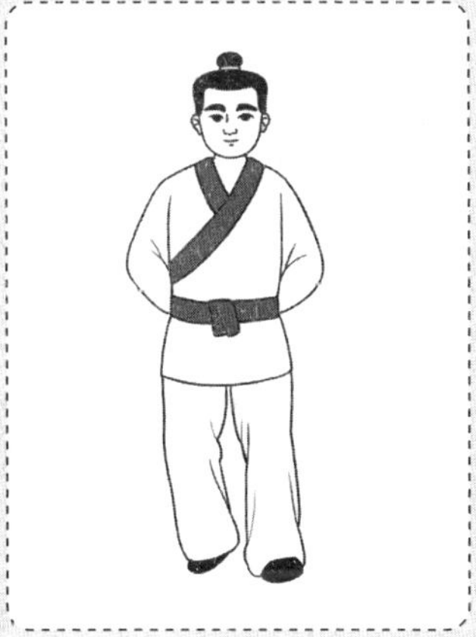

(2) 虚　步

左（右）脚向前迈出，使得脚跟着地，脚尖上翘，膝盖微微弯曲；右（左）腿屈膝下蹲，整个脚掌贴在地面，脚尖斜向前方，使得臀部与脚跟能够上下相对。将整个身体的重心落在右（左）腿上。

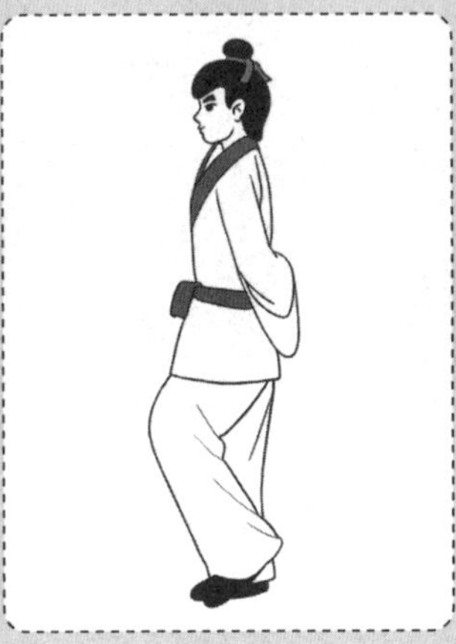

(3) 丁 步

两脚左右分开，保持 10~20 厘米的间距，两腿屈膝下蹲，左（右）脚脚跟向上提起，保持脚尖着地轻轻地接触地面，放在右（左）脚的脚弓处，右（左）腿整个脚掌接触地面。

3. 平 衡

(1) **提膝平衡**

左（右）腿直立站稳，保持上体挺直；右（左）腿向上弯曲提起，小腿自然下垂，脚尖向下。

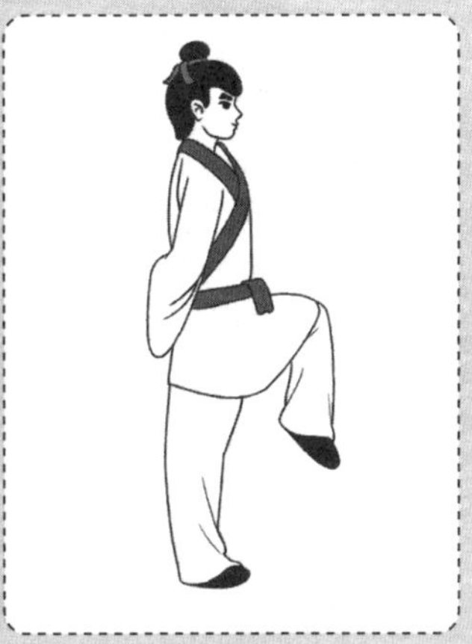

(2) 后举腿平衡

右(左)腿蹬直站稳，左(右)腿伸直，向身体的后侧慢慢举起，绷紧整个脚面，脚尖向下。

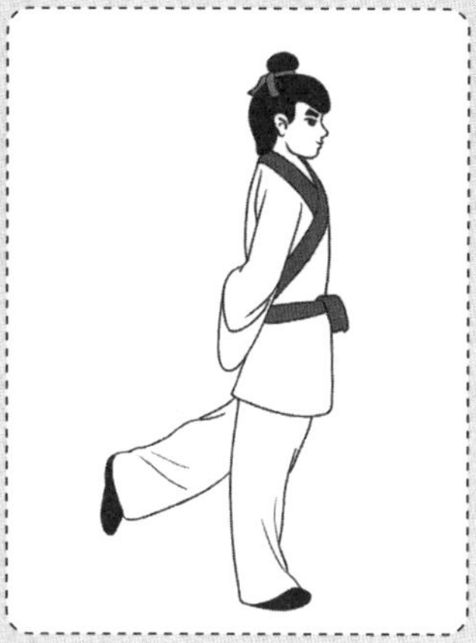

五禽戏动作图解

预备式 调息凝神，吐故纳新

【分解动作图示】

动作1

双脚并拢，双腿自然伸直。双手自然下垂置于身体两侧。胸腹慢慢放松，头项正直，下颌微微收起，舌头顶住上颌；眼睛正视前方。

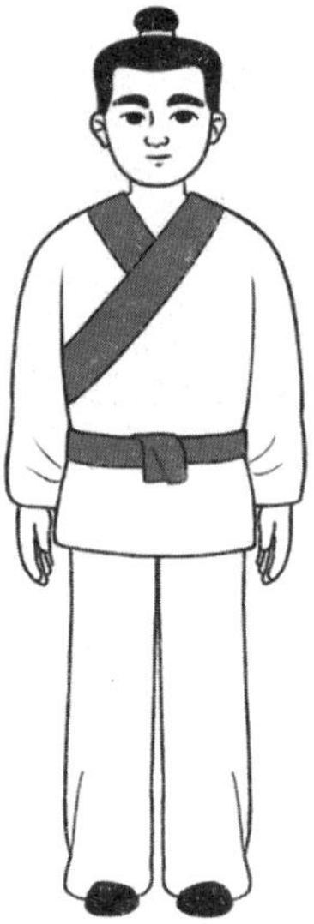

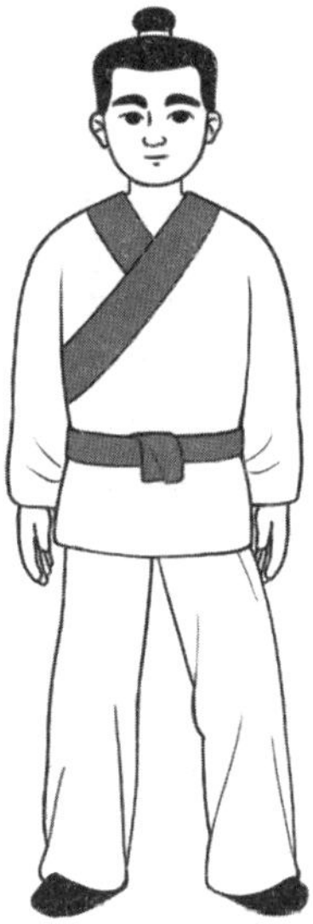

动作2

左脚向左迈出一步，比肩略宽，两膝微微弯曲，身体放松，凝气静神。调整气息，意守丹田。

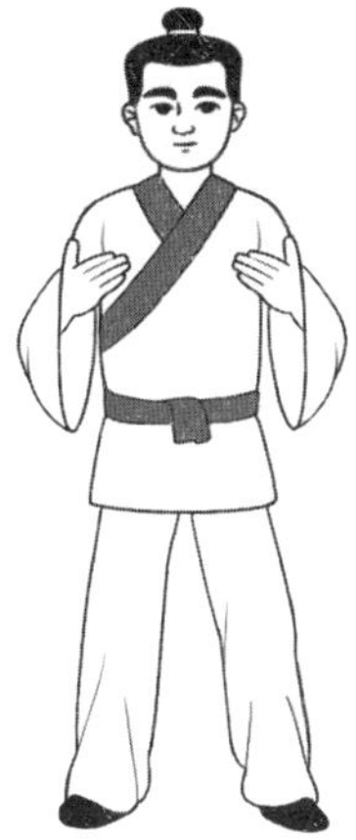

动作 3

手肘逐渐弯曲，两臂于身体的前方向上、向前平托，与胸部保持相同的高度。

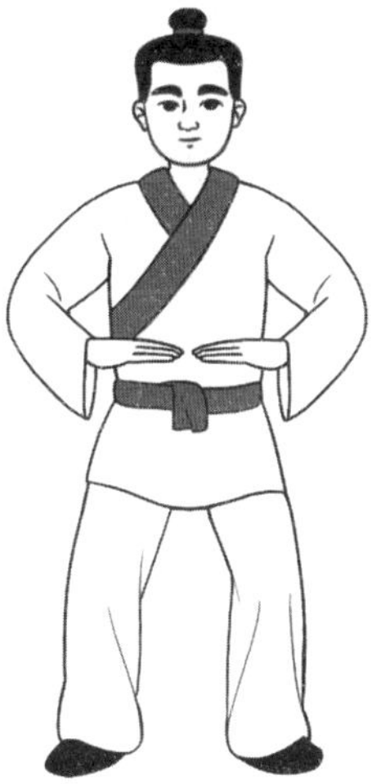

动作 4

两肘逐渐下垂向外侧伸展，与此同时两掌向内侧翻转，缓慢下按于腹前；眼睛注视前方。

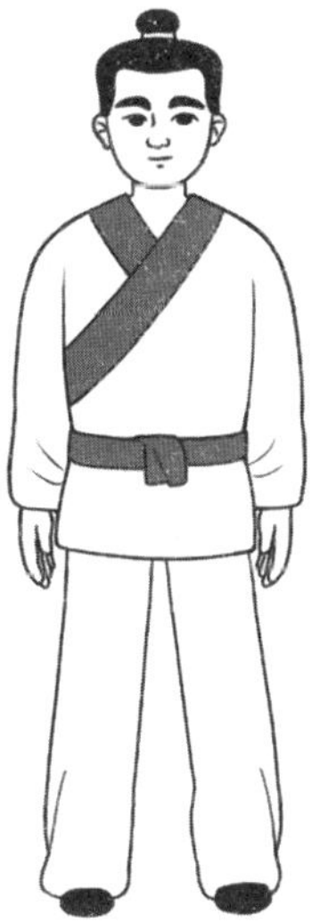

动作 5

重复上述动作几次之后，双手自然下垂置于身体的两侧。

第一戏　虎戏：刚劲有力，柔韧敏捷

第一式　虎举，壮腰膝防病痛

【分解动作图示】

动作 1

双腿并拢、直立，双手自然下垂于体侧，胸腹放松、头项正直，微收下颌，舌抵上颌，目视正前方。然后重心稍向右移、左脚向左侧横跨一步，距离稍宽于肩，两膝微屈，意守丹田。

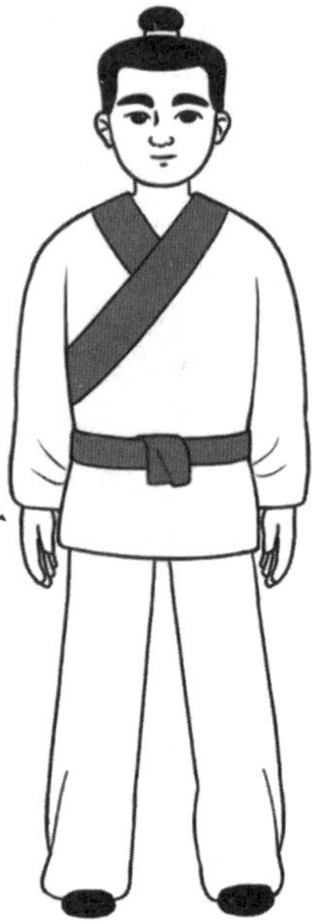

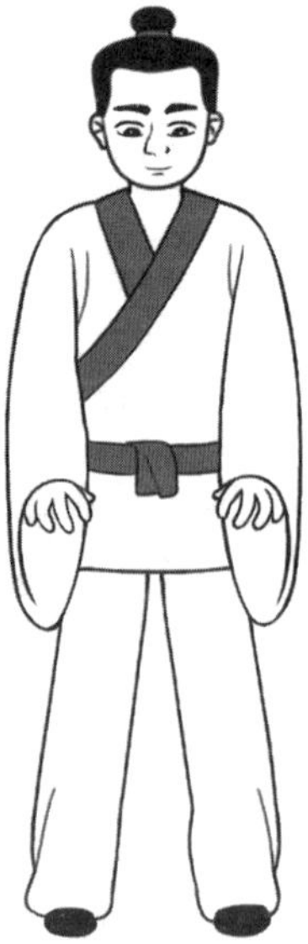

动作 2

双手掌心向下，十指展开弯曲呈虎爪状，头自然下垂，目视双手。

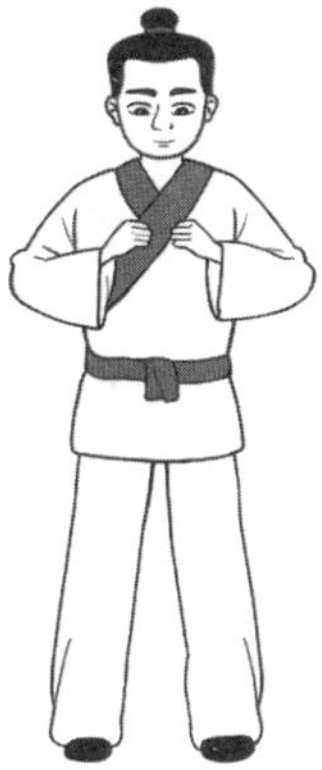

动作 3

双臂外旋，小指先弯曲，其他四指依次弯曲握拳，双拳沿体前缓缓向上提。

动作 4

双拳上提至肩前时，十指打开，掌心向上，上举至头上方，手指再弯曲呈虎爪状，同时自然仰头，目视双手。

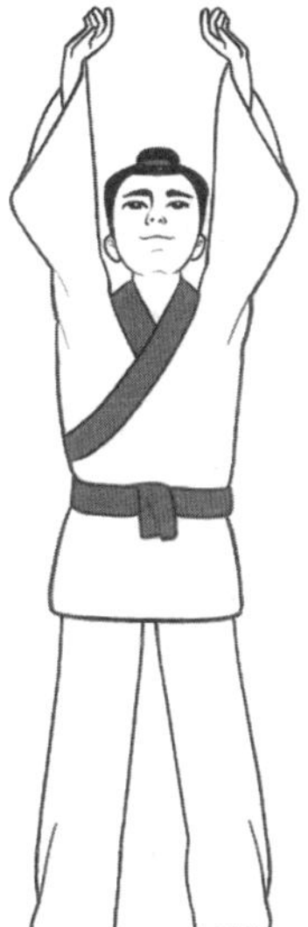

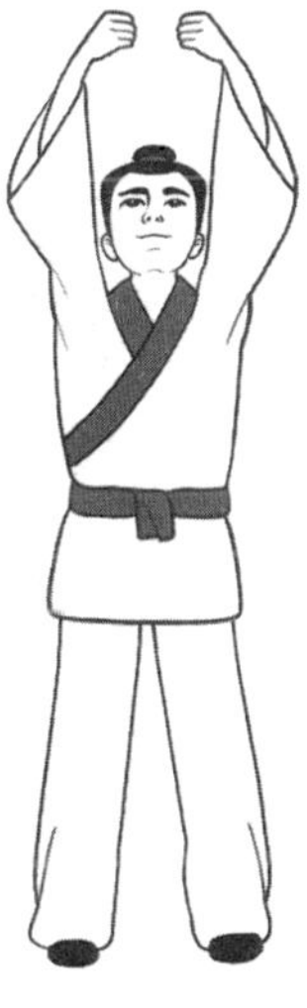

动作 5

双手外旋握拳，两拳心相对，目视双拳。

动作 6

双拳缓缓往下移，移至肩前时，松拳变掌，掌心向下，指尖相对，目视正前方。

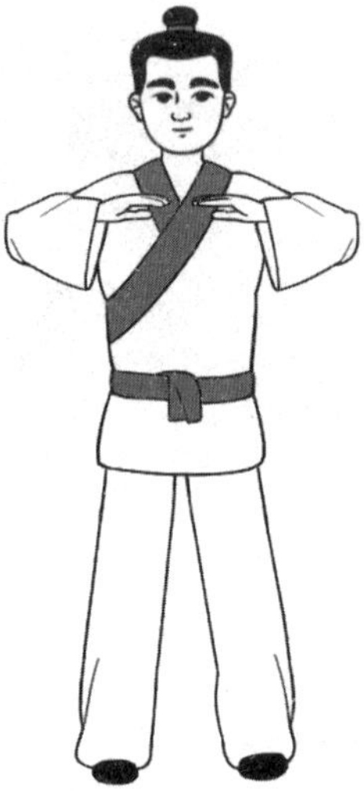

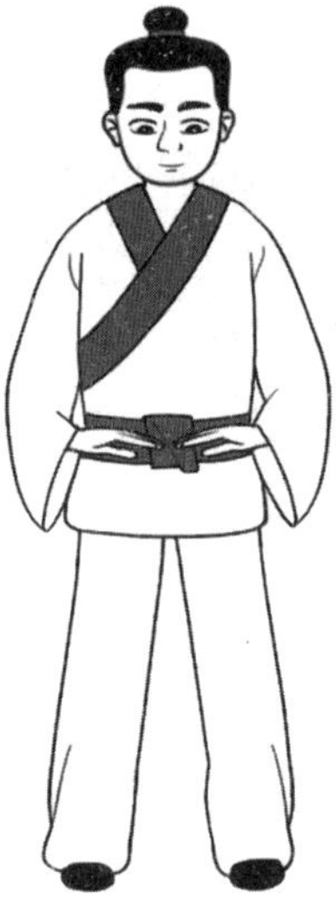

动作 7

双掌缓缓下按，顺着体前下移至腹前，十指打开，掌心向下，目视双掌。重复动作 1 至动作 7 三遍。

动作 8

双手自然垂于身体两侧，身体放松，目视正前方。

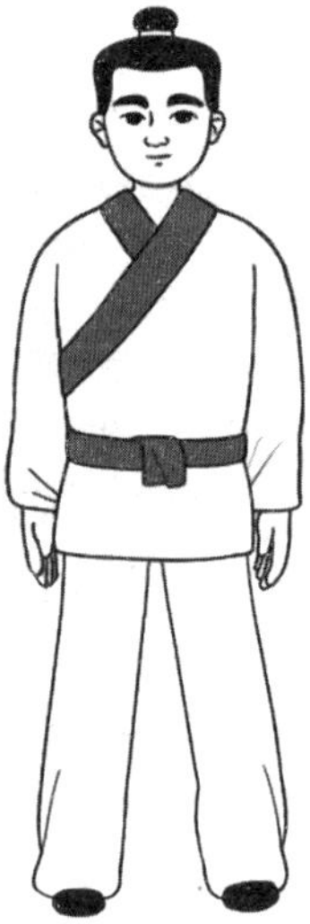

第二式　虎扑，疏通经络，防治颈腰部疾病

【分解动作图示】

动作1

接“虎举”动作8。双手握空拳，沿身体两侧缓缓向上提至肩前上方，目视正前方。

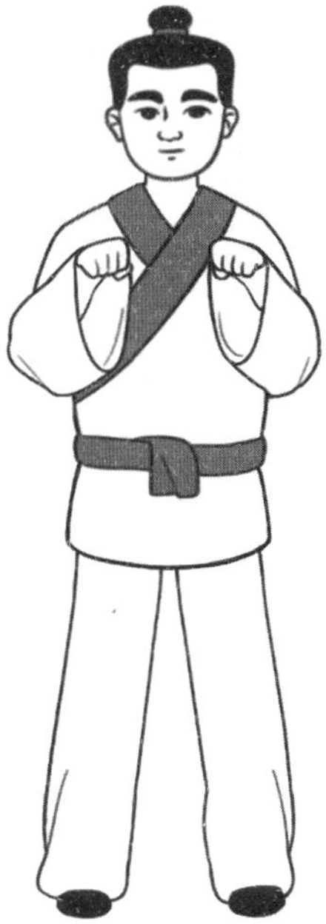

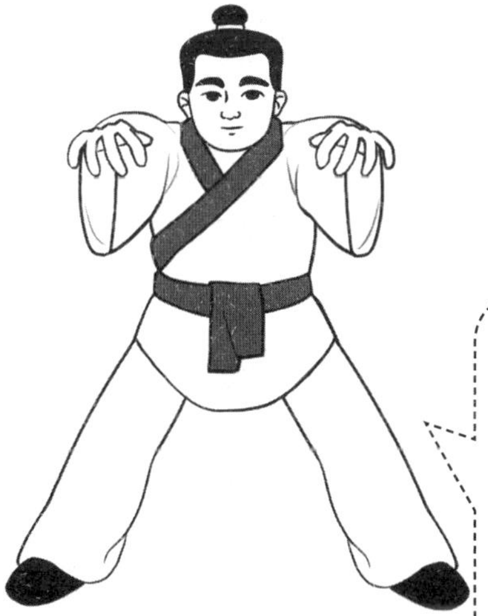

动作2

双手掌心向下，十指弯曲呈虎爪状，然后向上、向前画弧，同时上半身向前俯，挺胸塌腰，头略抬，目视正前方。

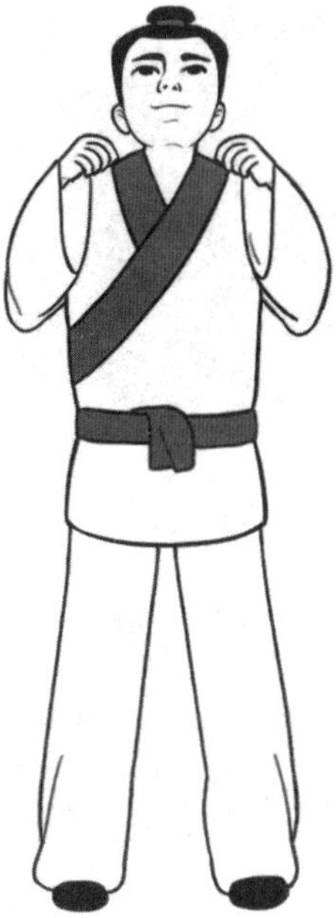

动作 3

双腿缓缓伸直、凸髋、挺腹、后仰，同时双手握空拳，顺着体侧由下向上提至胸两侧，目视前上方。

动作 4

双腿屈膝下蹲，呈骑马状，收腹含胸，同时双手向下画弧至双膝侧，掌心向下，十指保持虎爪状，目视前下方。

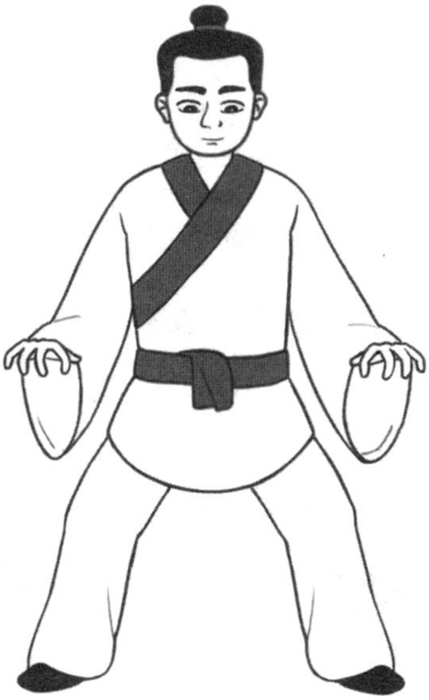

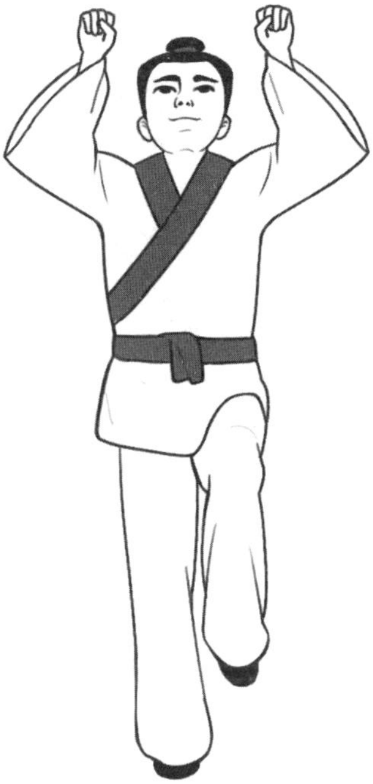

动作 5

左腿屈膝抬起，大腿与地面平行，同时双拳上举，目视前上方。

动作 6

左脚缓缓落下时往前迈出一步，用脚跟着地，右腿随之微微屈膝下蹲，成左虚步，同时上体前倾，双拳变虎爪状向前、向下扑至膝前两侧，掌心向下，目视左前下方。

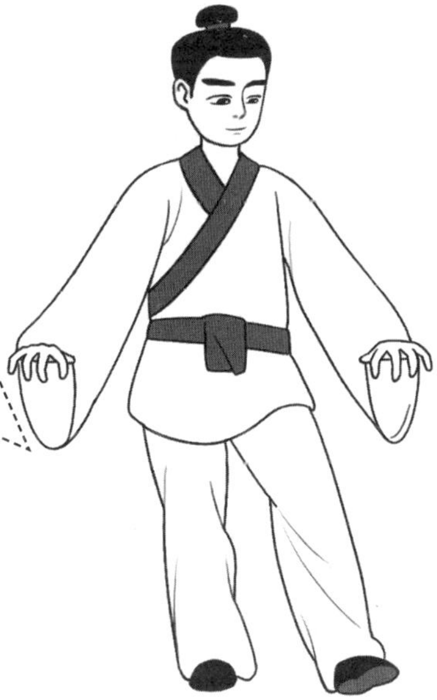

动作7

稍停一会儿，上半身缓缓抬起，左脚收回，两腿伸直，自然站立，双手随之自然下落垂于身体两侧，目视正前方。

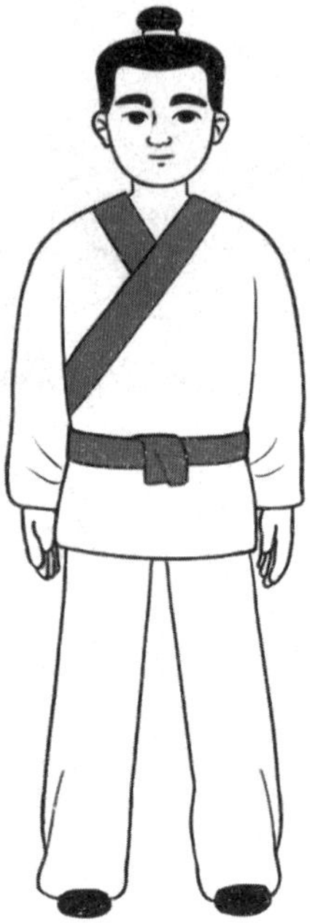

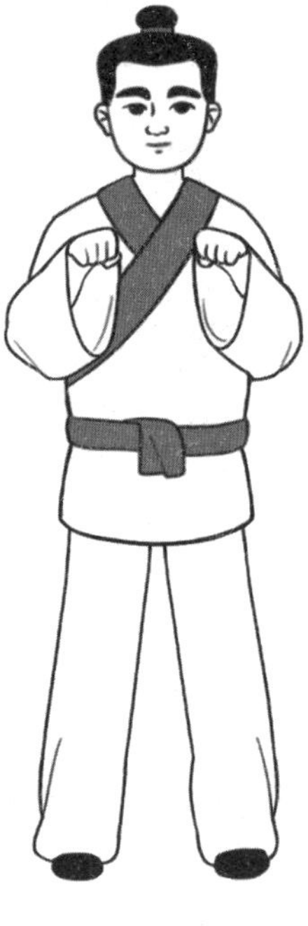

动作8

双手握空拳，沿身体两侧向上提至肩前上方，目视正前方。

动 作 9

双手掌心向下，十指弯曲呈虎爪状，然后向上、向前画弧，同时上半身向前俯，挺胸塌腰，头略抬，目视正前方。

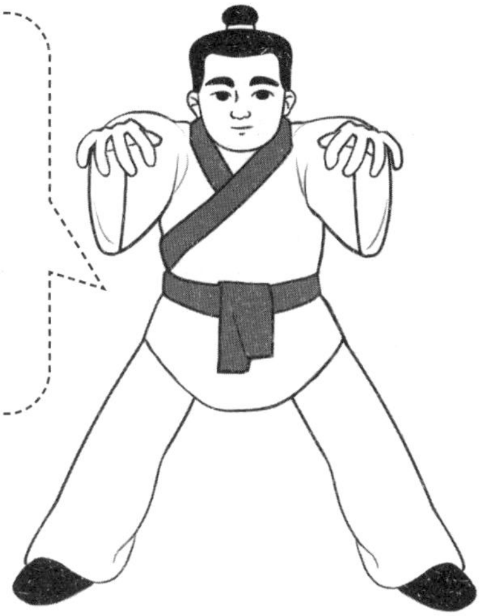

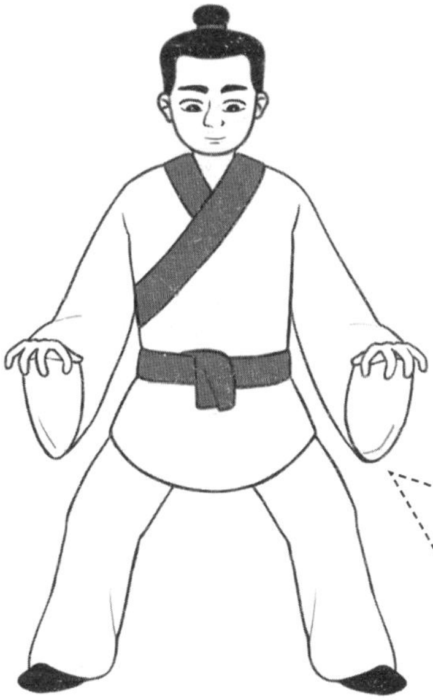

动 作 10

双腿屈膝下蹲，呈骑马状，收腹含胸，同时双手向下画弧至双膝侧，掌心向下，十指保持虎爪状，目视前下方。

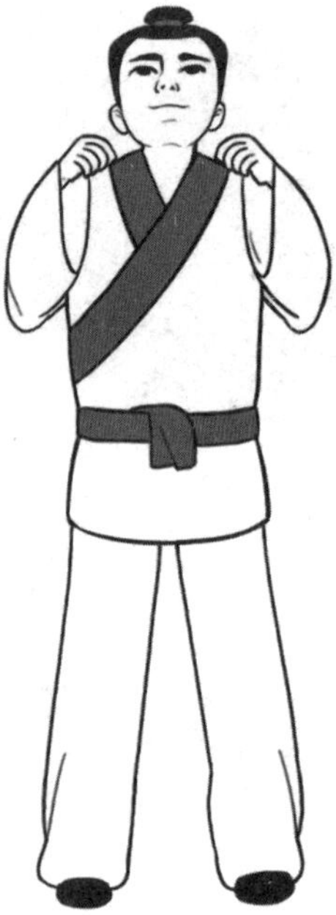

动作11

双腿缓缓伸直、凸髋、挺腹、后仰，同时双手握空拳，顺着体侧由下向上提至胸两侧，目视前上方。

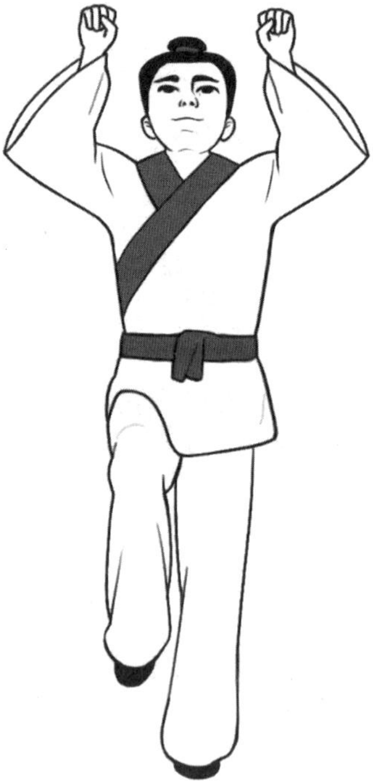

动作12

右腿屈膝抬起，大腿与地面平行，同时双拳上举，目视前上方。

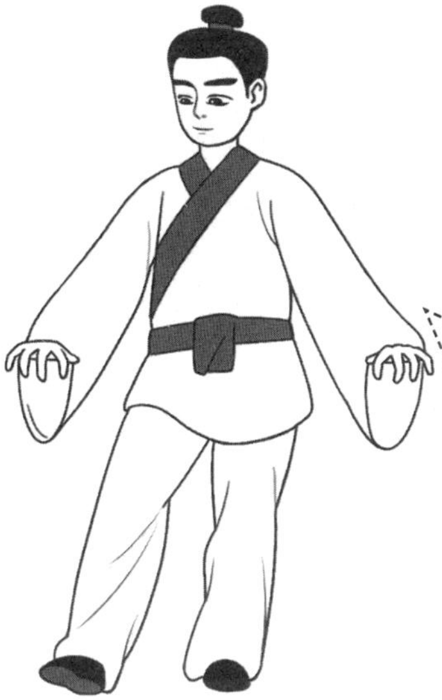

动作13

右脚缓缓落下时往前迈出一步，用脚跟着地，左腿随之微微屈膝下蹲，成右虚步，同时上体前倾，双拳变虎爪状向前、向下扑至膝前两侧，掌心向下，目视右前下方。

动作14

稍停，上半身缓缓抬起，右脚收回，两腿伸直，自然站立，双手随之自然下落垂于身体两侧，目视正前方。重复动作 1 至动作 14 一遍。

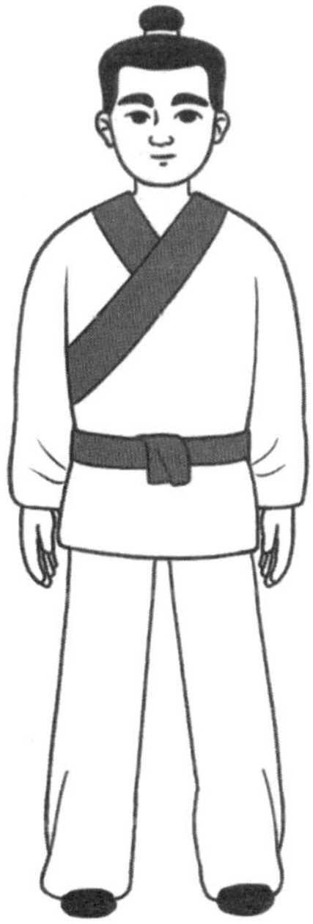

动作15

双手分别向身体前侧方举起，约与胸同高，掌心斜向上，目视正前方。

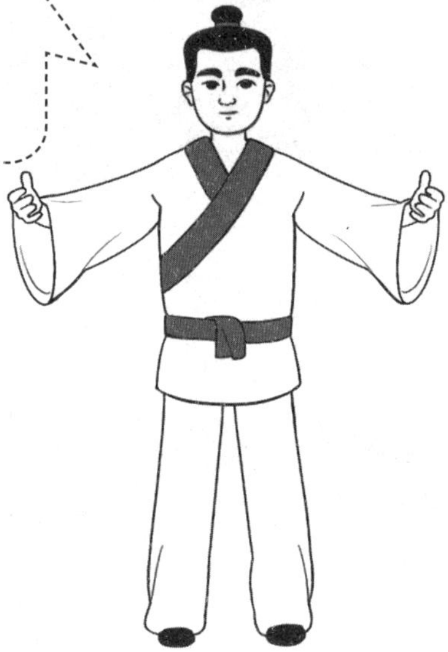

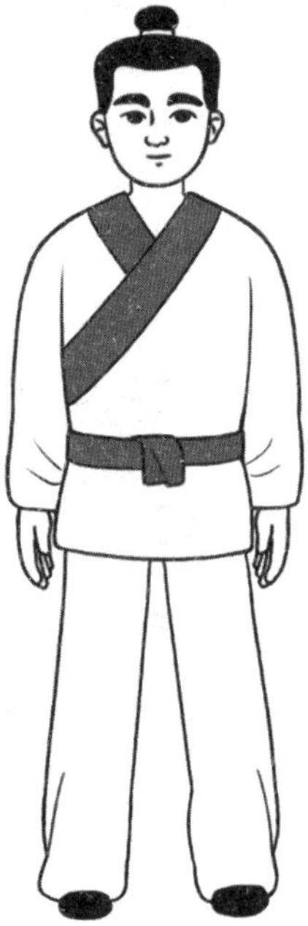

动作16

双臂屈肘，双掌内含、下按，缓缓下垂于身体两侧，目视正前方。

第二戏　鹿戏：心静体松，姿态舒展

第三式　鹿抵，升阳补虚，防治颈肩腰椎痛

【分解动作图示】

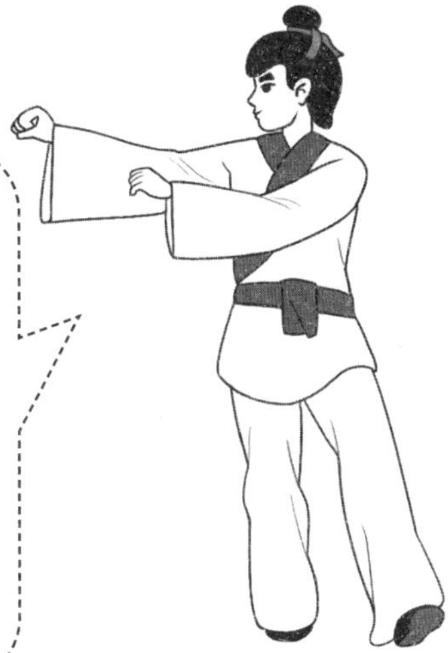

动作 1

接“虎扑”动作 16。双腿微微弯曲，身体重心移向右腿，左脚经右脚内侧向左前方迈步，脚跟着地，同时身体右转，双手握空拳，双臂向右侧摆起，约与肩平，拳心向下，目随右拳移动。

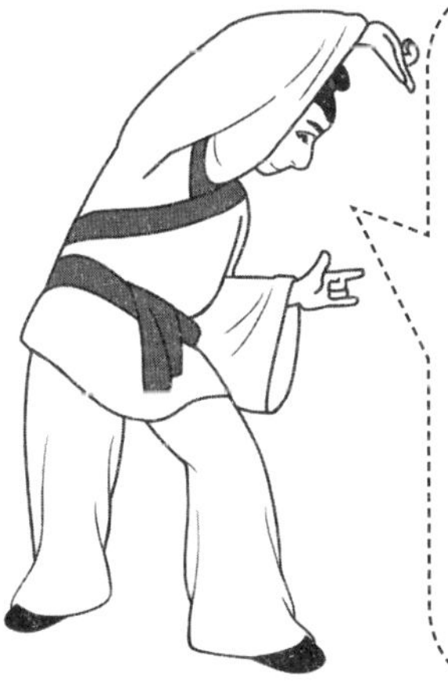

动作 2

身体重心稍向前移，左腿屈膝，左脚尖同时外撇、站稳，右腿随之蹬直，同时身体左转，双手变成鹿角形状，分别向上、向左、向右画弧，指尖朝后，掌心向外；左臂屈肘、外展平伸，肘抵靠左腰侧，右臂举到头前方。目视右脚跟。

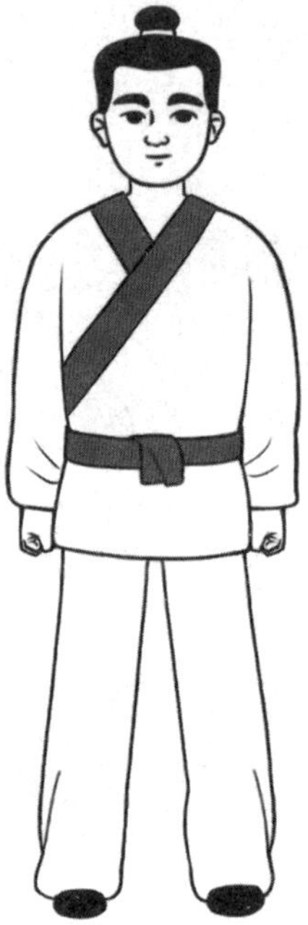

动作 3

稍停，身体缓缓向右转，左脚收回，开步站立，同时双手向上、向右、向下画弧，双手握空拳自然垂于身体两侧，目视正前方。

动作 4

双腿微微弯曲，身体重心移向左腿，右脚经左脚内侧向右前方迈步，脚跟着地，同时身体左转，双手握空拳，双臂向左侧摆起，约与肩平，拳心向下，目随左拳移动。

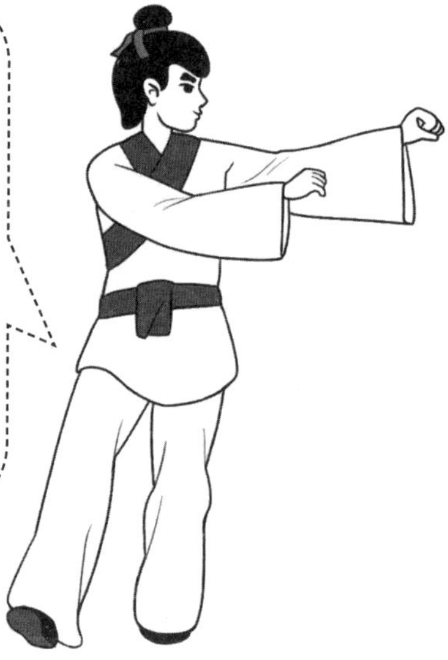

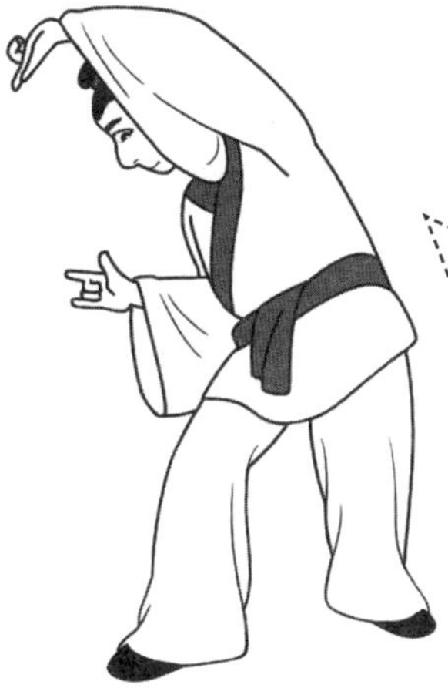

动作 5

身体重心稍向前移，右腿屈膝，右脚尖同时外撇、站稳，左腿随之蹬直，同时身体右转，双手变成鹿角形状，分别向上、向右、向左画弧，指尖朝后，掌心向外；右臂屈肘、外展平伸，肘抵靠右腰侧，左臂举到头前方。目视左脚跟。

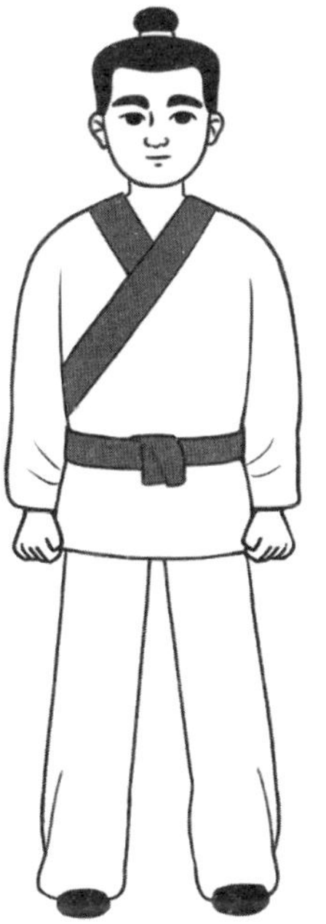

动作 6

稍停，身体缓缓向左转，右脚收回，开步站立，同时双手向上、向左、向下画弧，双手握空拳自然垂于身体两侧，目视正前方。重复动作 1 至动作 6 三遍。

动作 7

双手自然下垂于身体两侧，目视正前方。

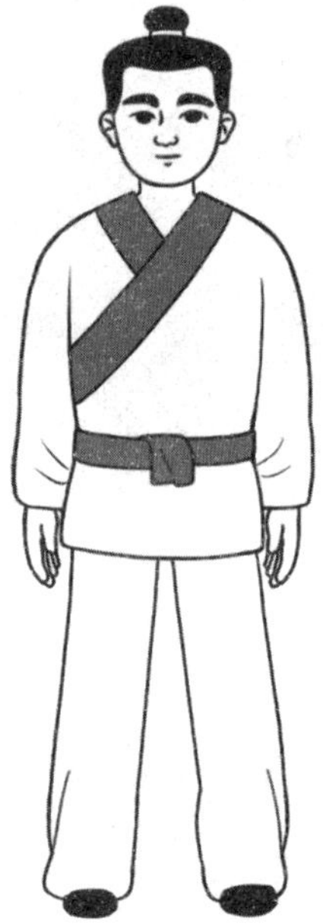

第四式　鹿奔，活腰健脾促消化

【分解动作图示】

动作 1

接“鹿抵”动作 7。左脚向前跨出一步并屈膝，右腿随之蹬直成左弓步，同时双手握空拳，向上、向前画弧至体前，拳心向下屈腕，抬高至约与肩平，双臂距离约与肩同宽，目视正前方。

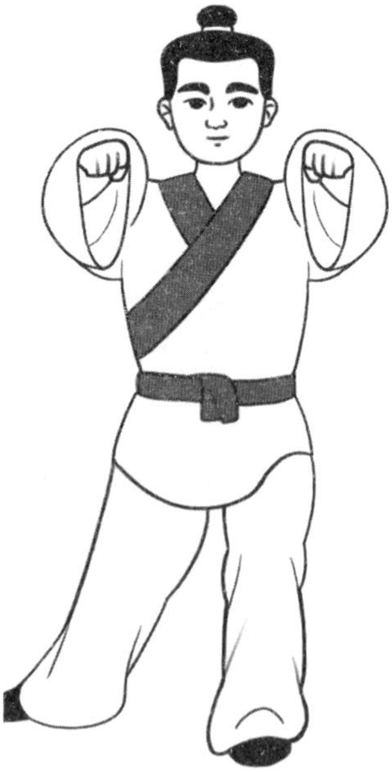

动作2

身体重心向后移，左腿挺直，右腿屈膝，收腹，低头，弓背，同时双臂内旋，拳背相对且向前伸，十指变为鹿角状。

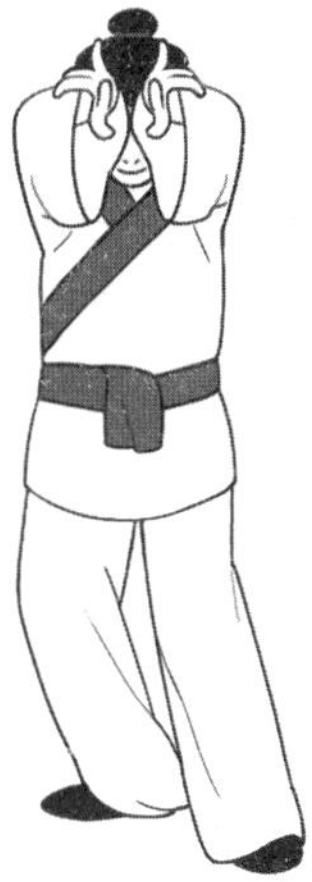

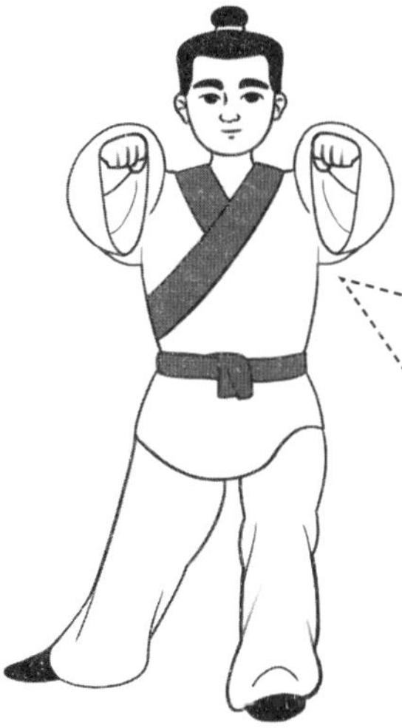

动作3

身体重心向前移，上半身挺起，右腿挺直，左腿随之屈膝，成左弓步，松肩沉肘，双臂外旋，手由鹿角状变为空拳，拳心向下，稍高于肩，目视正前方。

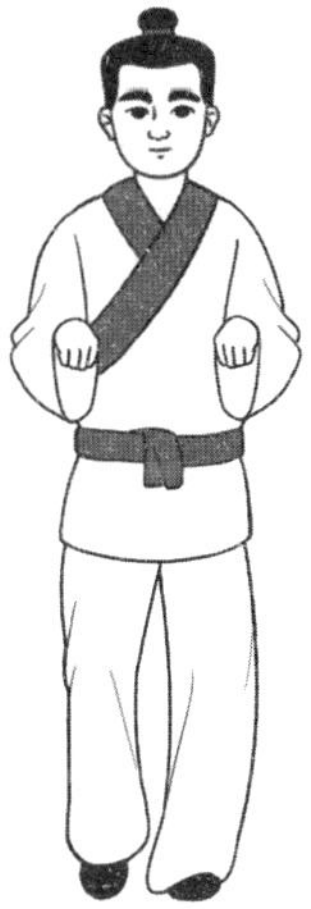

动作4

左脚收回，右脚跟提起，脚掌着地，双拳变掌回落于体侧，目视正前方。

动作5

右脚向前迈出一步并屈膝，左腿随之蹬直成右弓步，同时双手握空拳，向上、向前画弧至体前，向下屈腕并抬高至与肩平，且双臂距离与肩同宽，目视正前方。

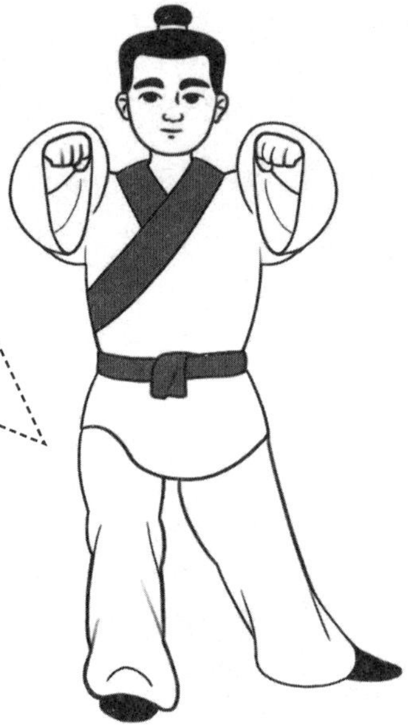

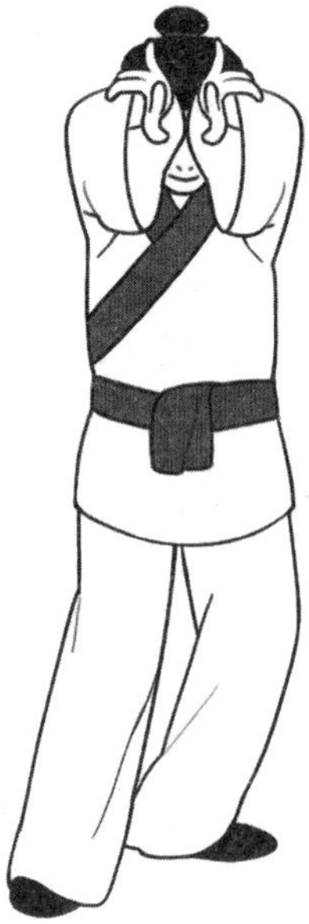

动作6

身体重心向后移，右膝挺直，全脚着地，同时左腿屈膝，低头，收腹，弓背，双臂随之内旋，双拳拳背相对且向前伸，十指变为鹿角状。

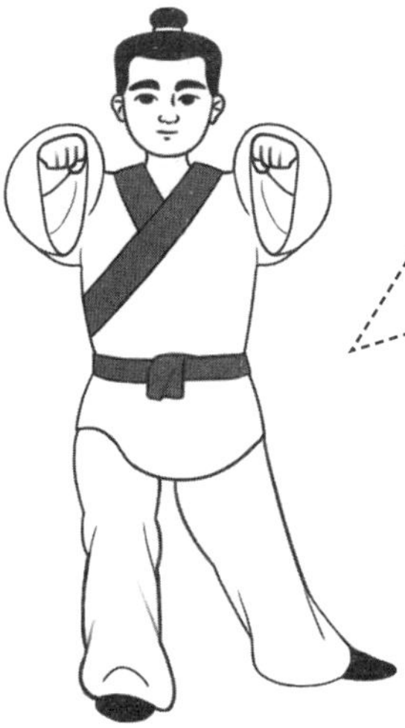

动作 7

身体重心前移，上半身挺起，左腿挺直，右腿随之屈膝，成右弓步，松肩沉肘，双臂外旋，手由鹿角状变为空拳，拳心向下，略高于肩，目视正前方。

动作 8

右脚收回，双脚成开立步，双拳随之变掌，回落于体侧，目视正前方。重复动作 1 至动作 8 一遍。

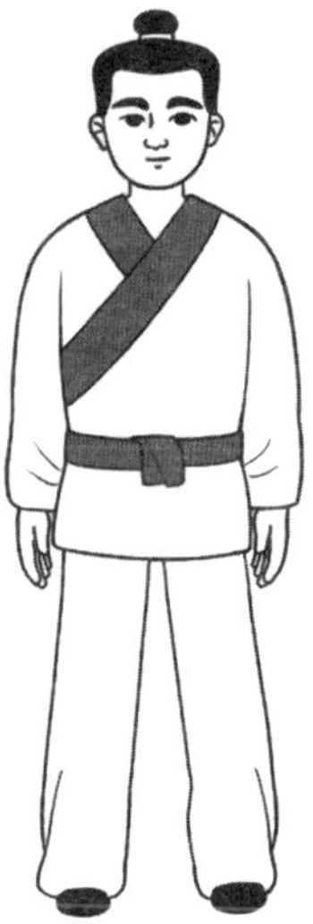

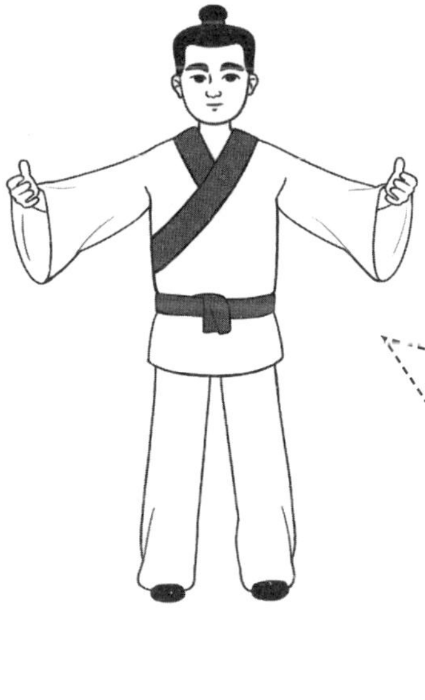

动作 9

双手分别向身体前侧方举起，约与胸同高，掌心斜向上，目视正前方。

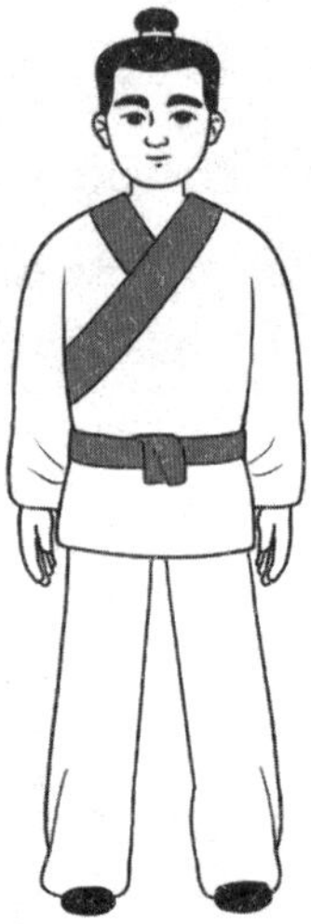

动作 10

双臂自然下垂于体测，双掌内含，目视正前方。

第三戏 熊戏：浑厚沉稳，笨寓轻灵

第五式 熊运，强腰壮骨，防治骨质疏松

【分解动作图示】

动作 1

接“鹿奔”动作 10。双手握空呈熊掌状，拳眼相对，垂于下腹部，目视双拳。

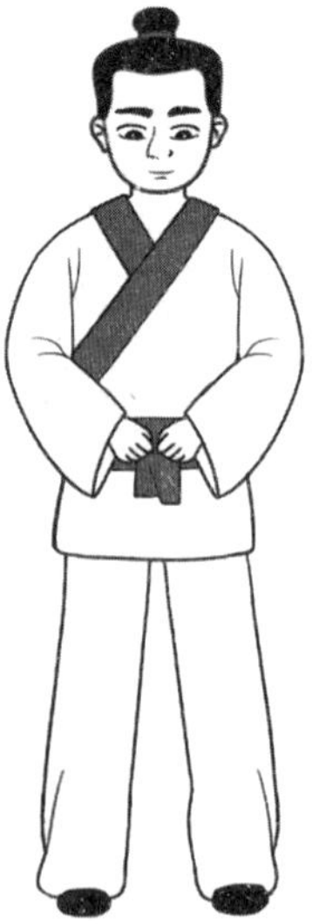

动 作 2

以腰、腹为轴心，上半身按顺时针方向摇晃，双拳随之经右肋部、上腹部、左肋部、下腹部画圆；目随身体摇晃而环视。重复动作 1 至动作 2 一遍。

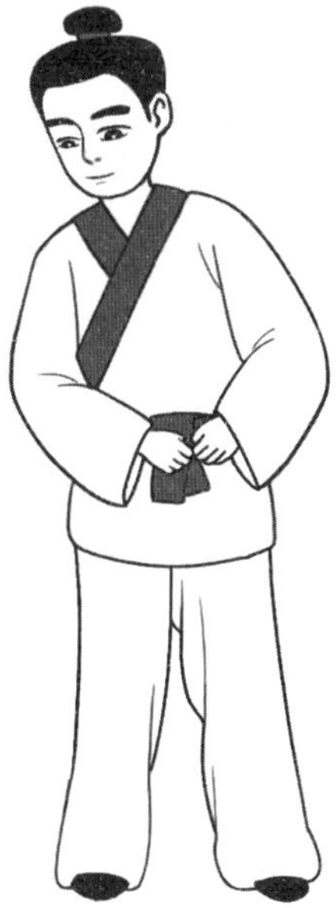

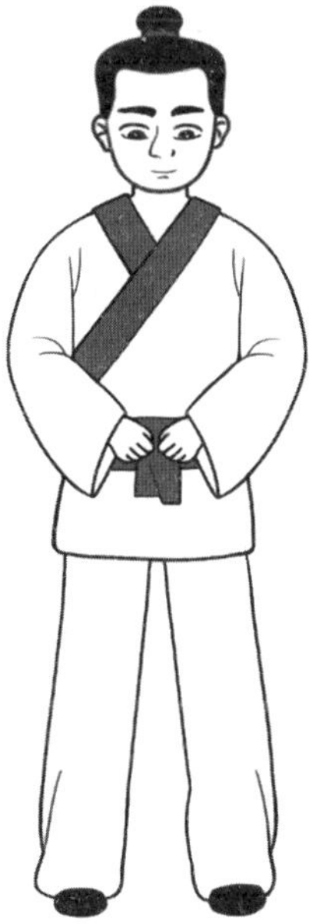

动 作 3

双手握空拳呈熊掌状，拳眼相对，垂于下腹部，目视双拳。

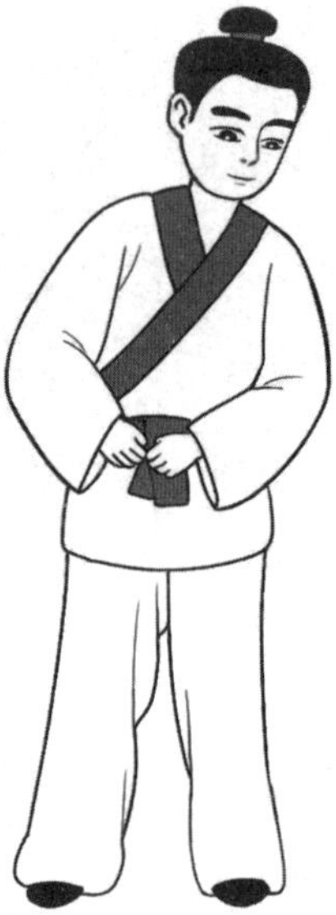

动作 4

以腰、腹为轴，上半身再按逆时针方向摇晃，方法同动作 2，再重复练习 1 遍。

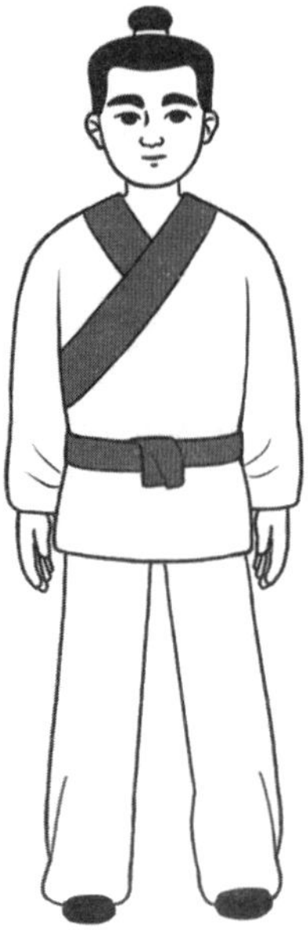

动作 5

上半身缓缓立起，双拳变掌自然下垂于身体两侧，目视正前方。

第六式　熊晃，疏肝理气，养心安神

【分解动作图示】

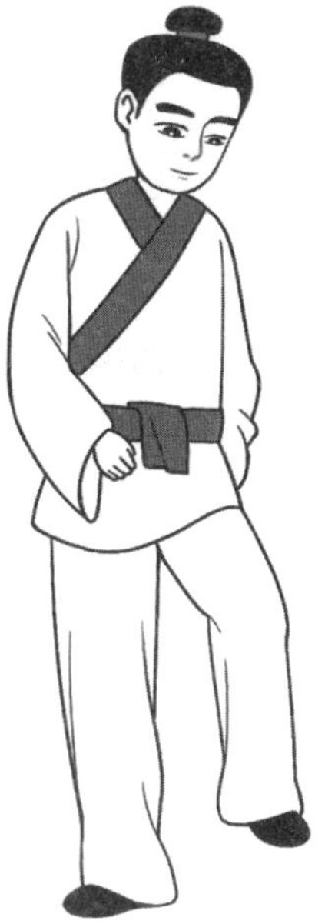

动作1

接“熊运”作5。身体重心向右移，左腿随之上提，屈膝牵动左脚离地，双手握空拳，再变成熊掌状，目视左前方。

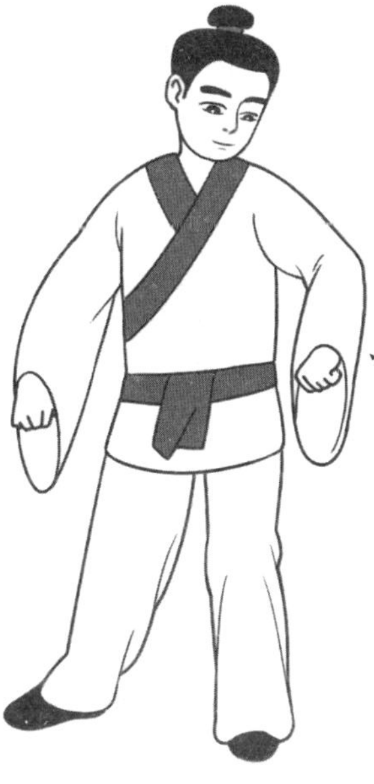

动作2

身体重心向前移，左脚向左前方迈一步，脚尖朝前，全脚踏实，右腿随之蹬直，身体向右转，左臂内旋、前靠，左拳摆至左膝前上方，拳心朝左，右拳摆至体后，拳心朝后；头稍抬，目视左前方。

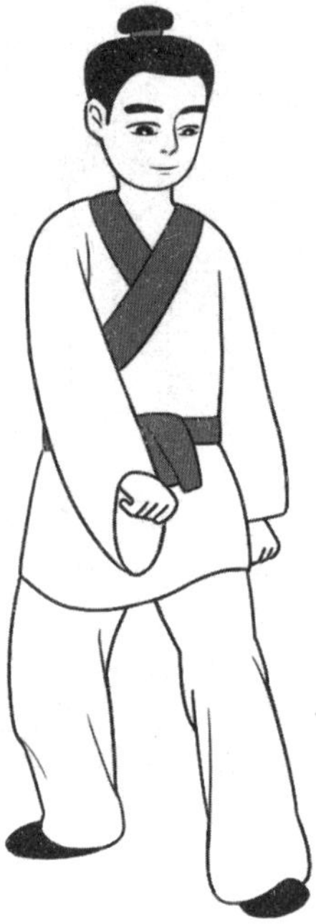

动作 3

身体向左转、重心后移，左腿伸直，右腿屈膝，拧腰晃肩，带动双臂前后画弧形摆动，右拳摆至左膝前上方，拳心向后，左拳摆至体后，拳心向后，目视左前方。

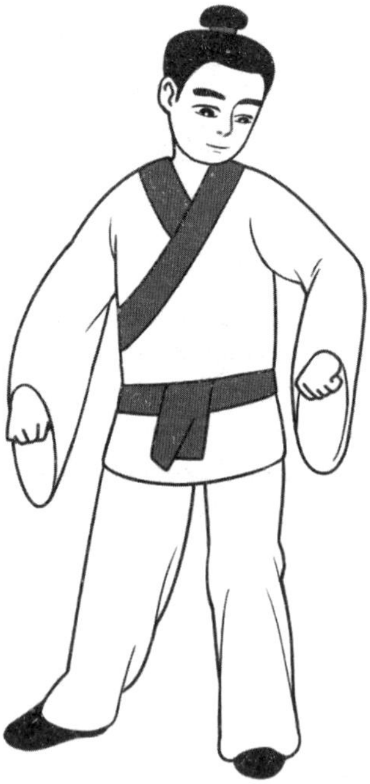

动作 4

身体向右转重心前移，右腿蹬直，左腿屈膝，左臂内旋、前靠，左拳摆至左膝前上方，拳心向左，右拳摆至体后，拳心向后，目视左前方。

动作5

身体重心向左移，右脚离地抬起，同时右腿屈膝，双手握空拳，再变成熊掌状，目视右前方。

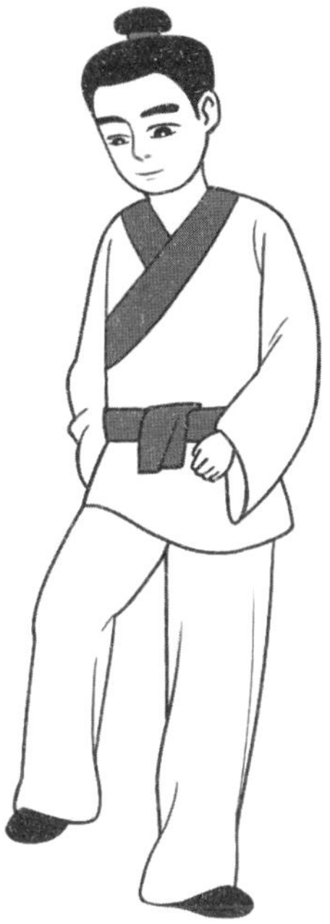

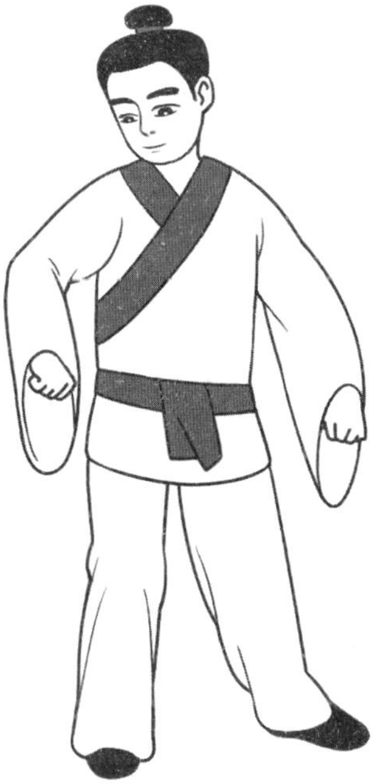

动作6

身体重心向前移，右脚向右前方迈出一步，脚尖朝前，全脚踏实，左腿随之蹬直，身体向左转，右臂内旋、前靠，右拳摆至右膝前上方，拳心朝右，左拳摆至体后，拳心朝后，头稍抬，目视右前方。

动作 7

身体向右转，重心后移，右腿伸直，左腿屈膝，拧腰晃肩，带动双臂前后画弧形摆动，左拳摆至右膝前上方，拳心向后，右拳摆至体后，拳心向后，目视右前方。

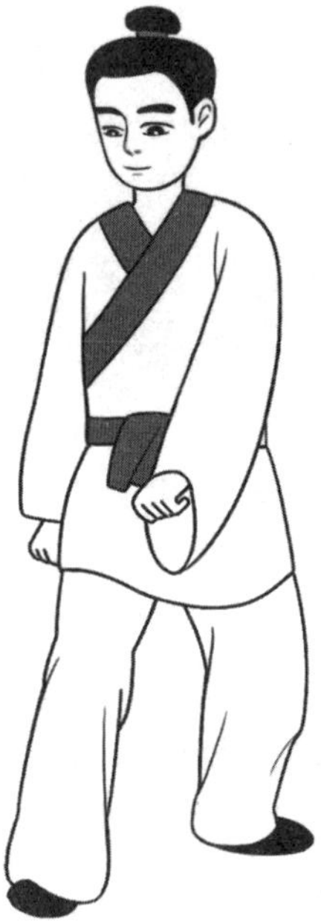

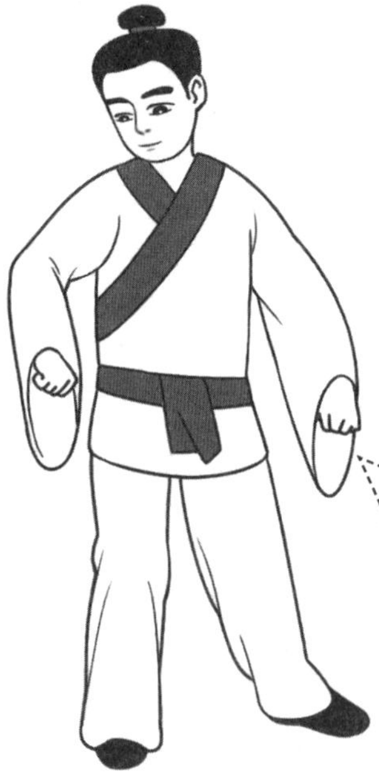

动作 8

身体向左转，身体重心随之向前移，右腿屈膝，左腿蹬直，右臂内旋、前靠，右拳摆至右膝前上方，拳心向右，左拳摆至体后，拳心向后，目视右前方。重复动作 1 至动作 8 一遍。

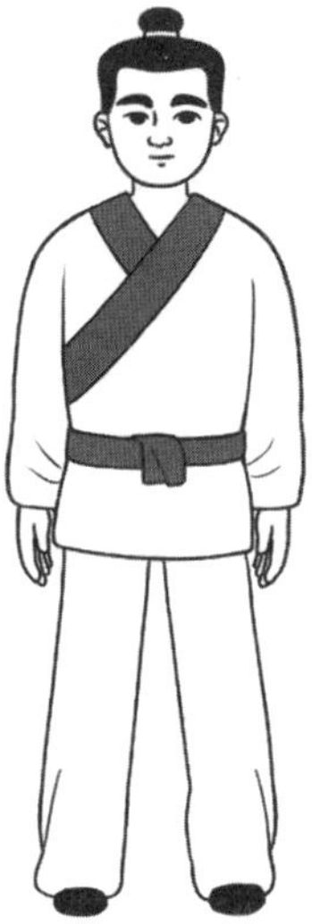

动作 9

左脚上前一步，双脚站成开立步，同时双手自然下垂放于身体两侧。

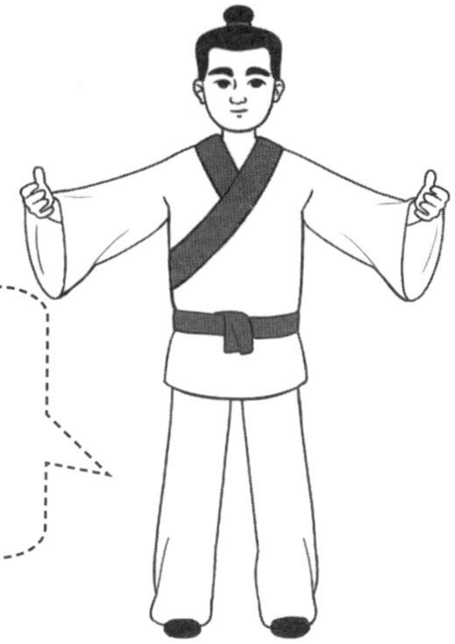

动作 10

双手分别向身体侧前方抬起，掌心向上，约与肩同高，目视正前方。

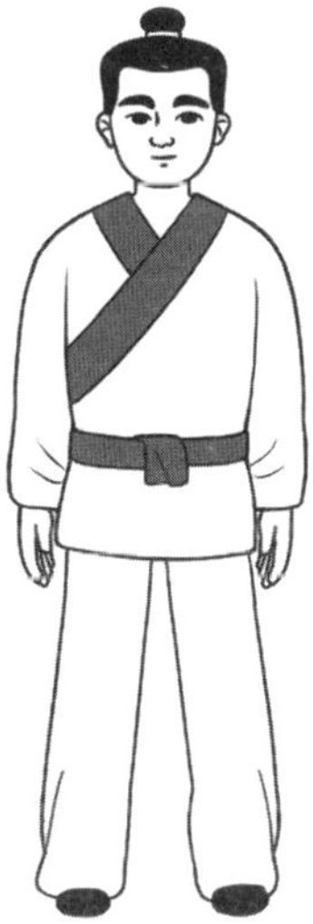

动作 11

双臂屈肘，双掌内合、下按，自然下垂于身体两侧，目视正前方。

第四戏　猿戏：肢体灵活，敏捷好动

第七式　猿提，解郁祛疲，舒缓精神

【分解动作图示】

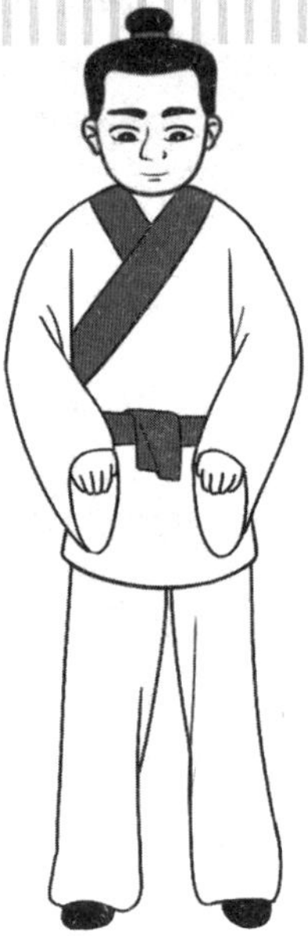

动作 1

接“熊晃”动作 11。将双手置于体前，十指伸直分开，然后再屈腕捏拢呈猿钩状。

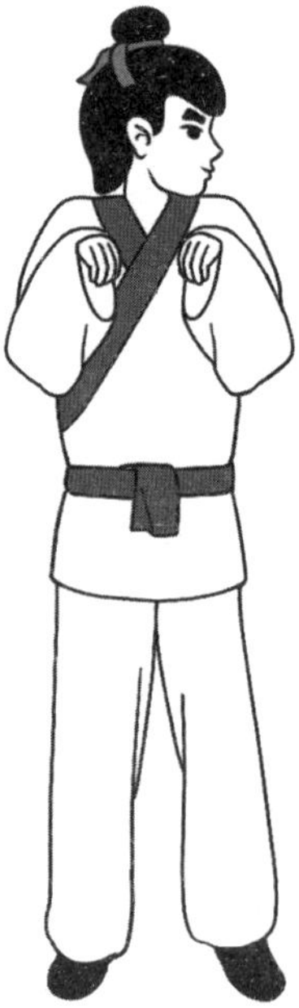

动作 2

将“猿钩”上提至胸前，同时两肩耸起，收腹提肛，随之两脚跟提起，头向左转动，目随头移，注视身体左侧。

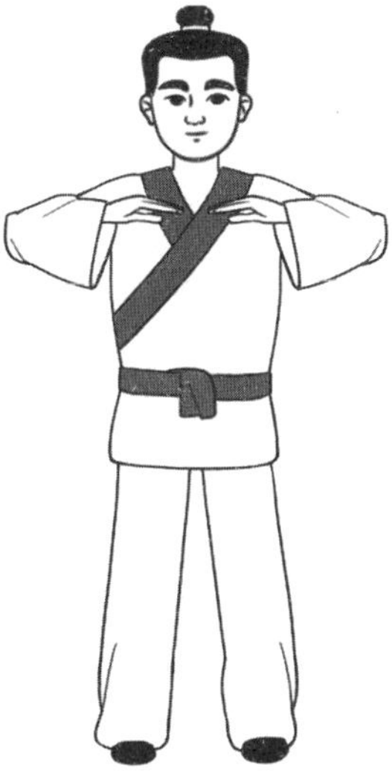

动作 3

头转正，双肩随之下沉，脚跟落地，同时松腹落肛，“猿钩”松开，掌心向下，目视正前方。

动作 4

双掌沿体前下按落于身体两侧，目视正前方。

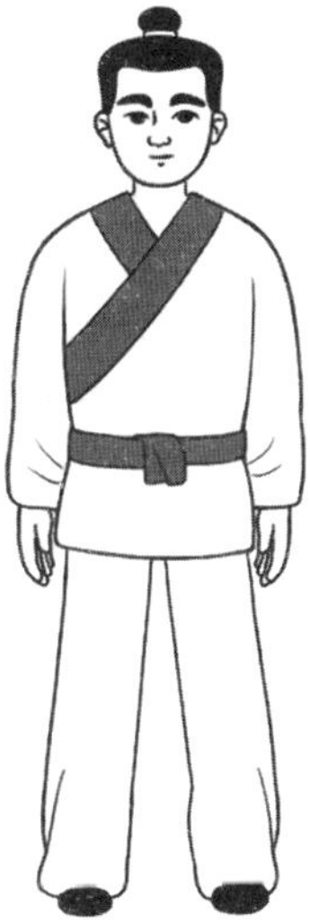

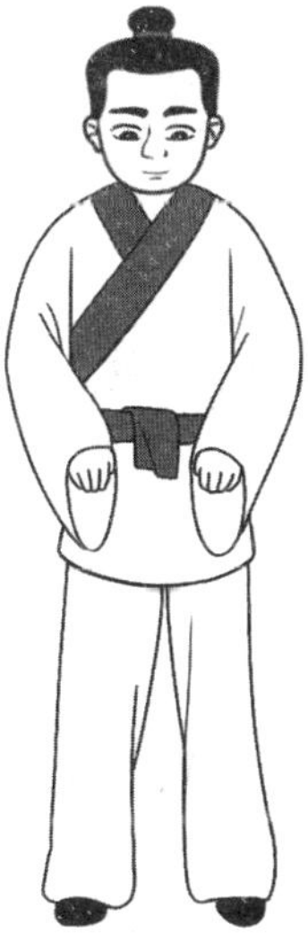

动作 5

将双手置于体前，十指伸直分开，然后再屈腕捏拢呈猿钩状。

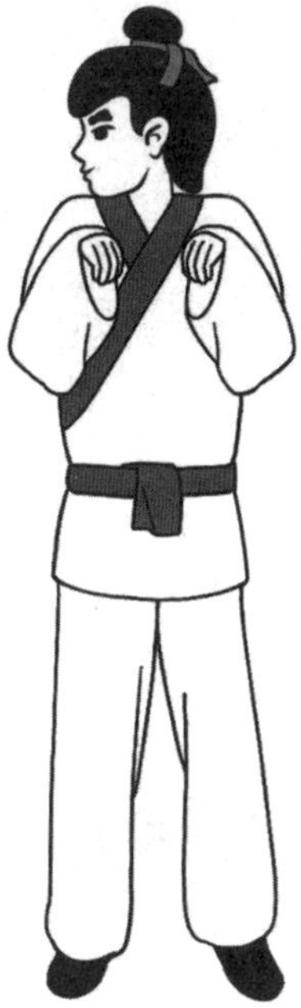

动作 6

将“猿钩”上提至胸前，同时两肩耸起，收腹提肛，随之两脚跟提起，头向右转动，目随头移，注视身体右侧。

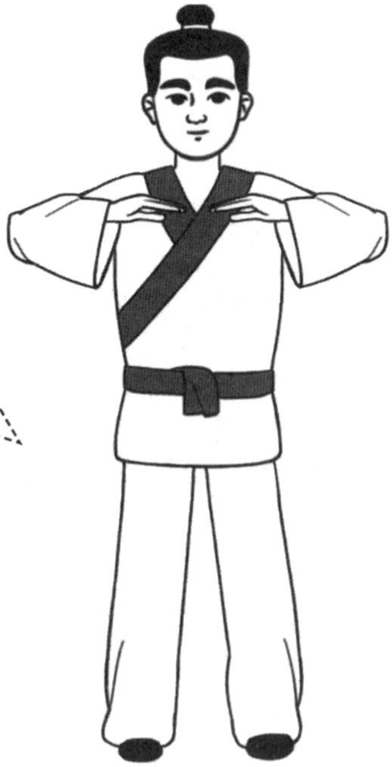

动作 7

头转正，双肩随之下沉，脚跟落地，同时松腹落肛，“猿钩”松开，掌心向下，目视正前方。

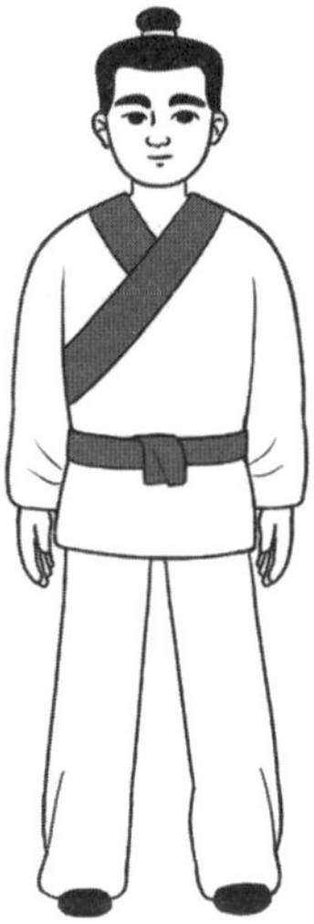

动作 8

双掌沿体前下按落于身体两侧，目视正前方。重复动作 1 至动作 8 一遍。

第八式　猿摘，增强肺功能，防治“老慢支”

【分解动作图示】

动作 1

接“猿提”动作 8。左脚向左后方退一步，脚尖着地，右腿屈膝，重心随之落于右腿，同时左臂屈肘，左掌变“猿钩”收至左腰部位，右掌向右前方摆起，掌心向下，目视右掌。

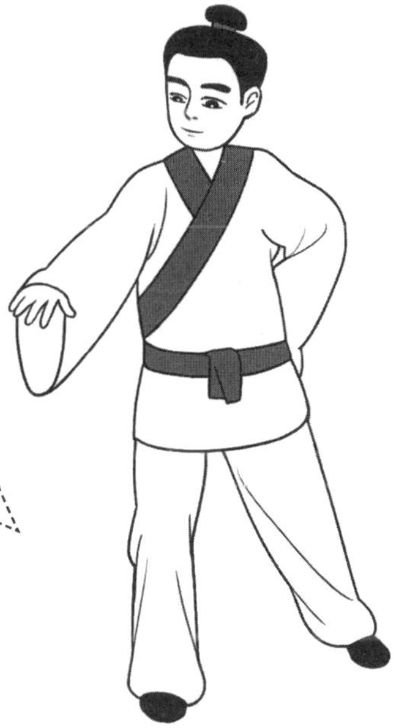

动作 2

身体重心向后移，左脚踏稳，然后屈膝下蹲，右脚收于左脚内侧，脚尖点地，成右丁步，同时右掌向下经腹前向左上方画弧至头左侧，掌心对着太阳穴；眼睛先随右掌移动，再转头注视右前上方。

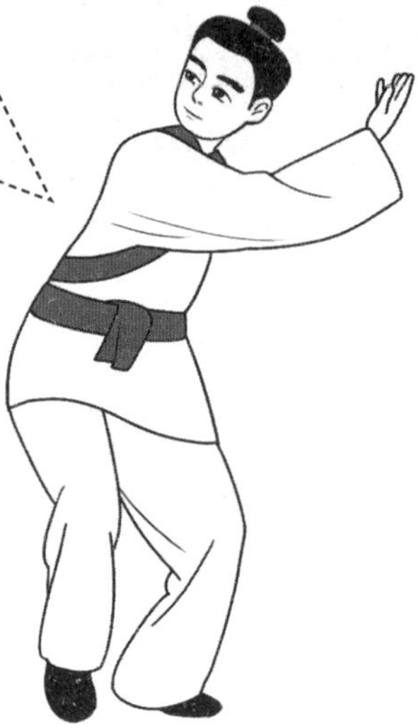

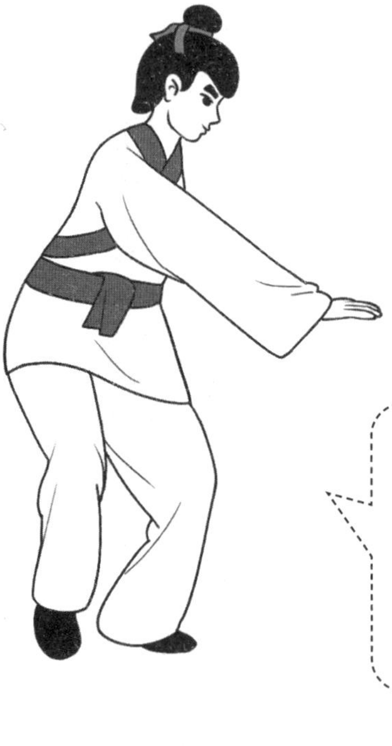

动作 3

右掌内旋，掌心向下，沿体侧下按至左髋侧，同时身体重心稍向下，目视右掌。

动 作 4

右脚向右前方迈出一大步，左腿蹬伸，重心向前移，右腿伸直，左脚脚尖点地，同时右掌经体前向右上方画弧至头右上侧变成猿钩状，稍微高于肩，左掌向前、向上伸举，屈腕捏钩，呈采摘状。头略向上仰，目视左手。

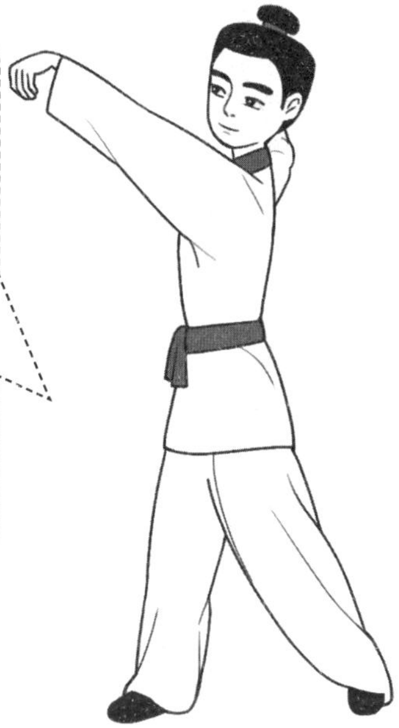

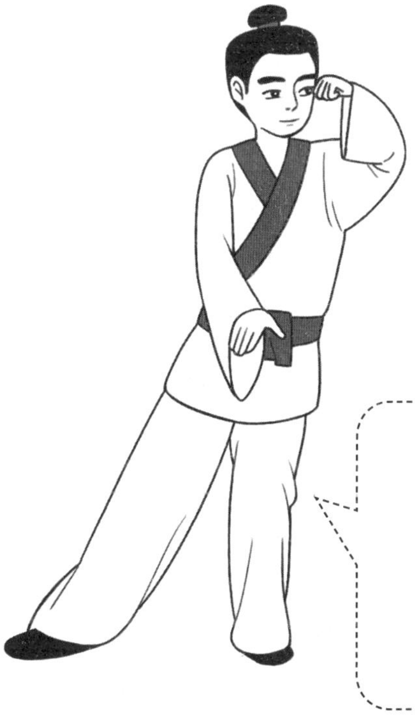

动 作 5

身体重心向后移，左手由猿钩状变为握拳状，右手变掌，自然回落于体侧，虎口向前。

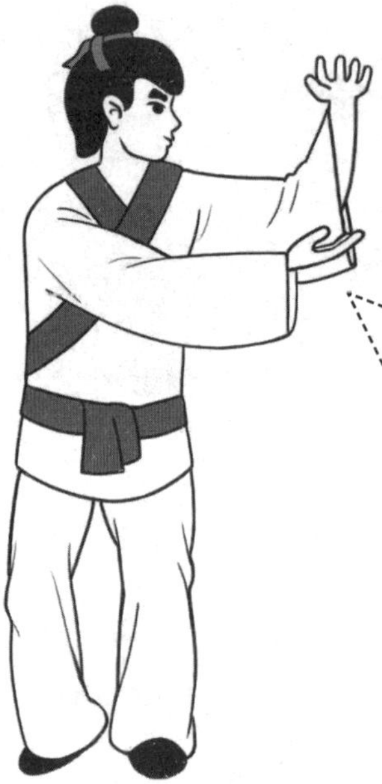

动作 6

左腿屈膝下蹲，右脚收至左脚内侧，脚尖点地，成右丁步，同时左臂屈肘，收至左耳旁，五指分开，掌心向上，呈托桃状，右掌经体前向左画弧至左肘下捧托，目视左掌。

动作 7

右脚向右后方退一步，脚尖点地，左腿屈膝，重心随之落于左腿，同时右臂屈肘，右掌变猿钩状收至右腰侧面，左掌向左前方摆起，掌心向下。

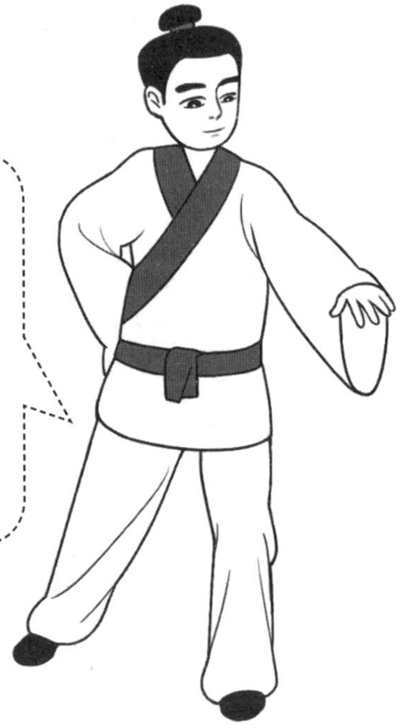

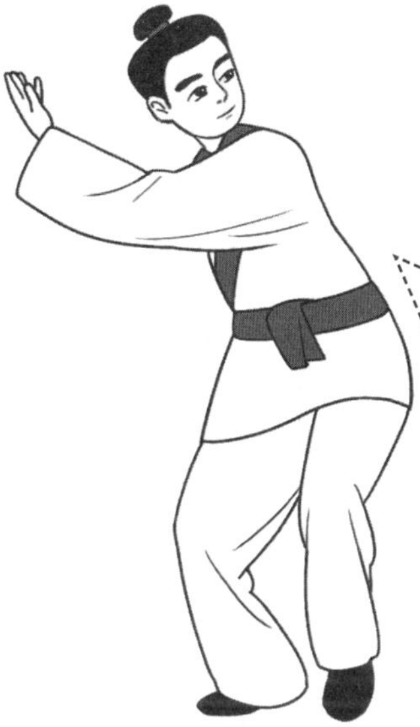

动作 8

身体重心向后移，右脚踏稳，然后屈膝下蹲，左脚收于右脚内侧，脚尖点地，成左丁步，同时左掌向下经腹前向右上方画弧至头右侧，掌心对着太阳穴；眼睛先随左掌移动，再转头注视左前上方。

动作 9

左掌内旋，掌心向下，沿体侧下按至右髋侧，同时身体重心稍向下，目视左掌。

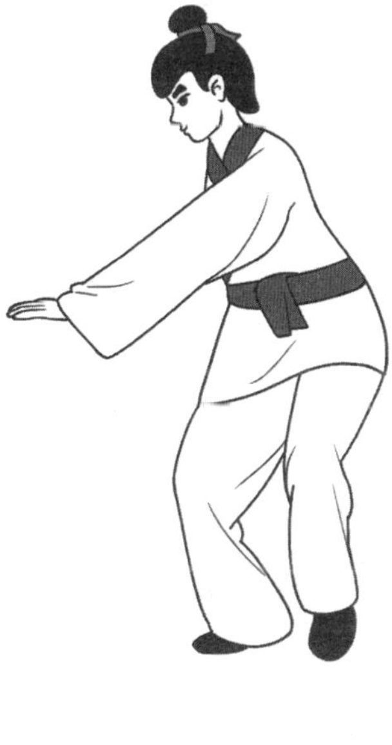

动作10

左脚向左前方跨出一大步，右腿蹬伸，重心向前移，左腿伸直，右脚脚尖点地，同时左掌经体前向左上方画弧至左上侧变成猿钩状，稍微高于肩，右掌向前、向上伸举，屈腕捏钩，呈采摘状。头略向上仰，目视右手。

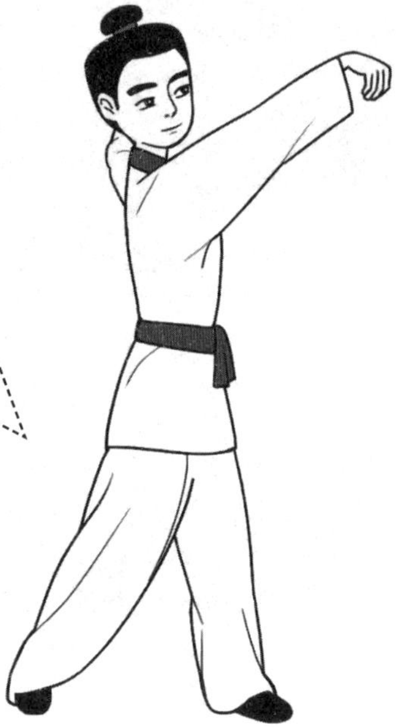

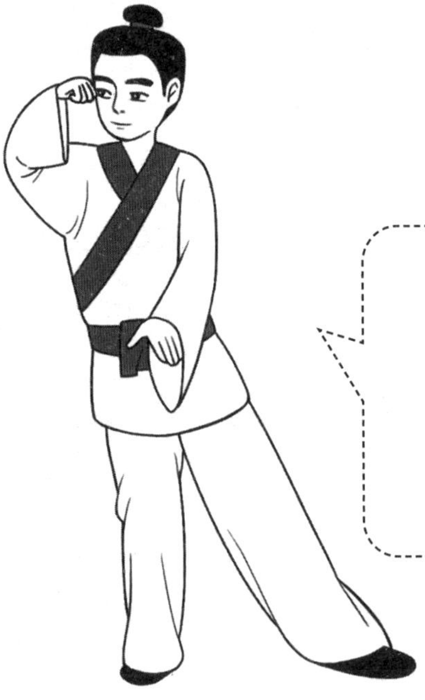

动作11

身体重心向后移，右手由猿钩状变为握拳状，左手变掌，自然回落于体侧，虎口向前。

动作12

右腿屈膝下蹲，左脚收至右脚内侧，脚尖点地，成左丁步，同时右臂屈肘，收至右耳旁，五指分开，掌心向上，呈托桃状，左掌经体前向右画弧至右肘下捧托，目视右掌。

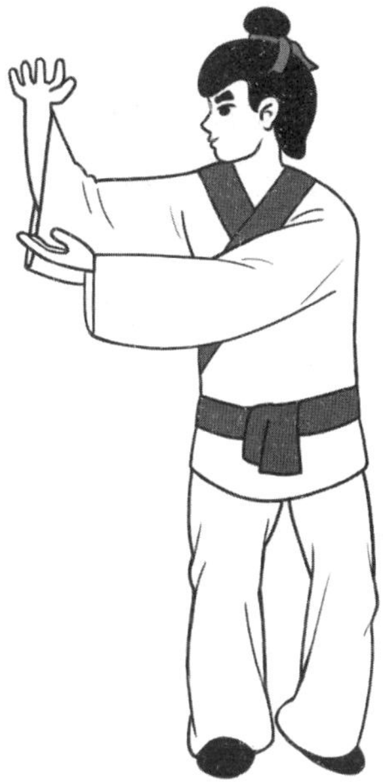

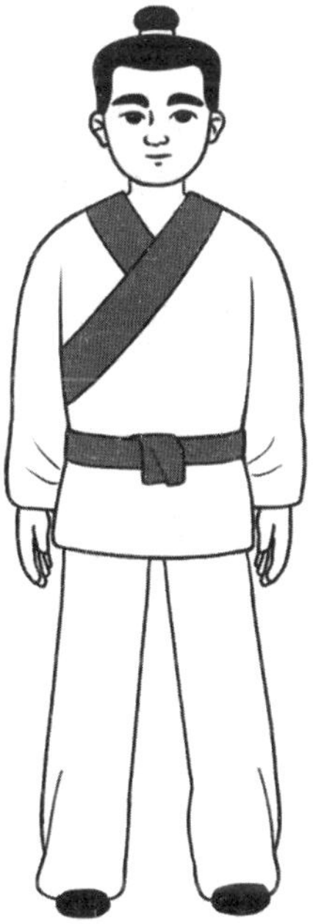

动作13

左脚向左迈一步，双腿直立，双手随之自然垂于体侧，目视正前方。

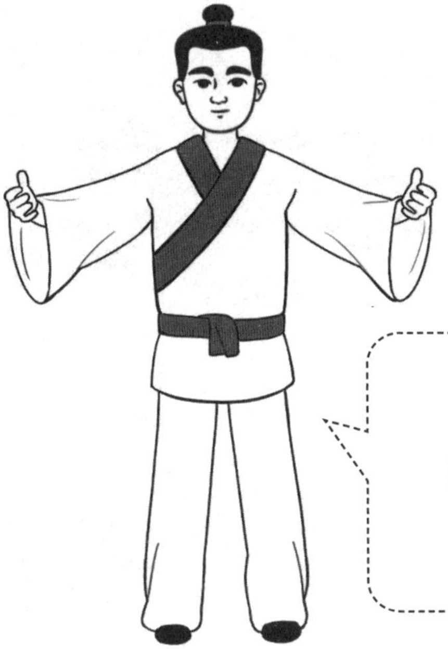

动作14

双手向身体侧前方举起，与胸同高，掌心向上，目视正前方。

动作15

两掌内合下按，自然垂于身体两侧，目视正前方。

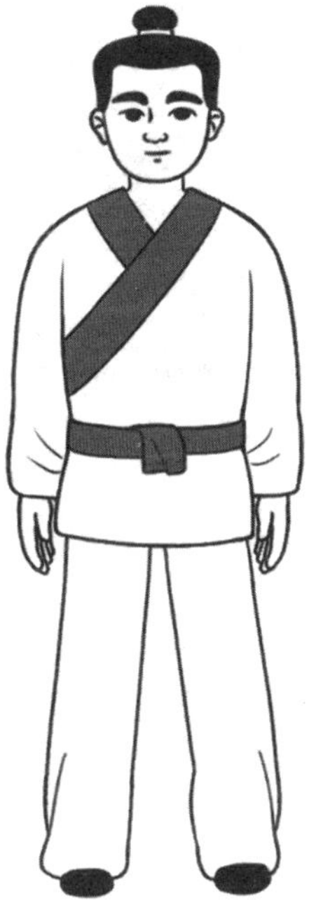

第五戏　鸟戏：昂然挺拔，悠然自得

第九式　鸟伸，气定神闲，通畅呼吸

【分解动作图示】

动作 1

接“猿摘”动作 15。双腿微屈下蹲，双掌于腹前相叠，目视双手。

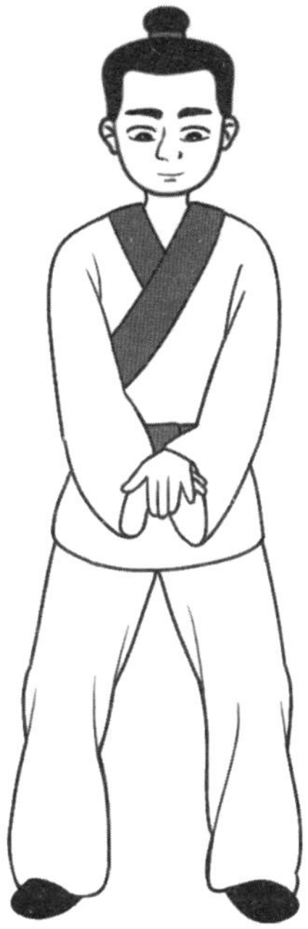

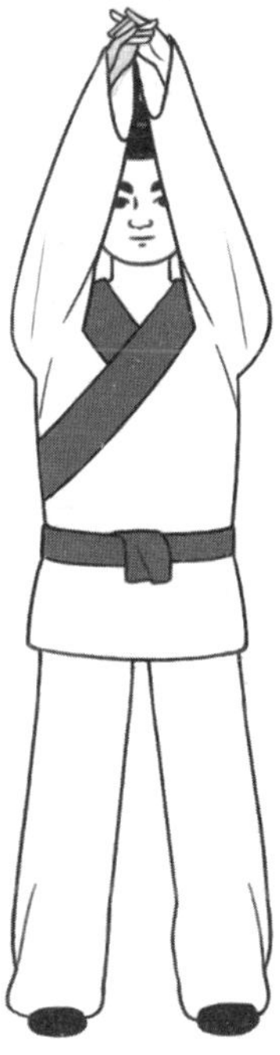

动作 2

双掌保持重叠向上举至头上方，指尖水平向前，掌心向下，身体随之稍向前倾，提肩、缩颈、挺腹、塌腰，目视前下方。

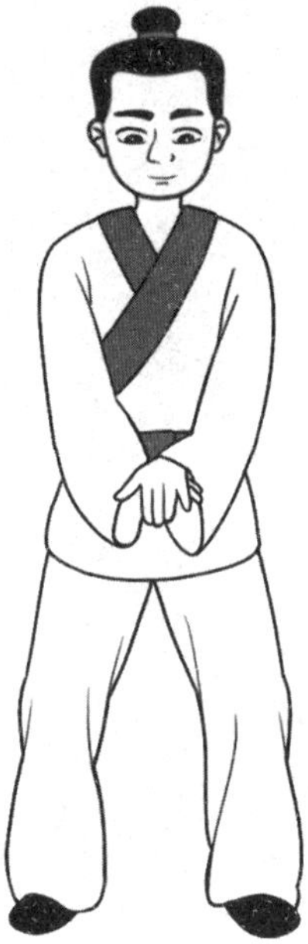

动作3

双腿微弯曲并下蹲，双掌保持重叠并水平下按至腹前，目视双手。

动作4

身体重心向右移，右腿蹬直，左腿伸直并向后抬起，同时双掌左右分开，手掌变为鸟翅状，掌心向上，并向体侧后方自然摆起，抬头、伸颈、挺胸、塌腰，目视正前方。

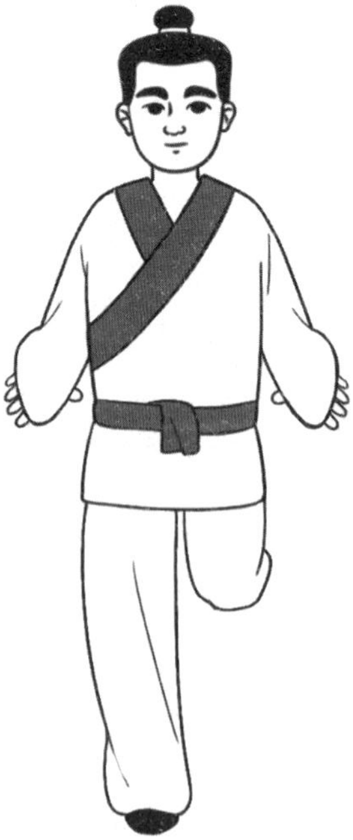

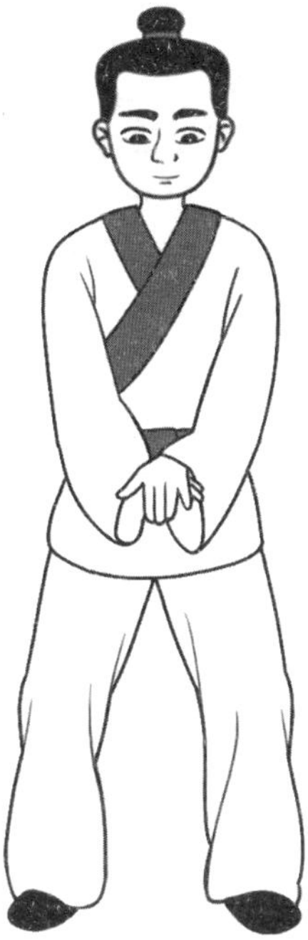

动作5

双腿微屈下蹲，同时双掌于腹前相叠，目视双手。

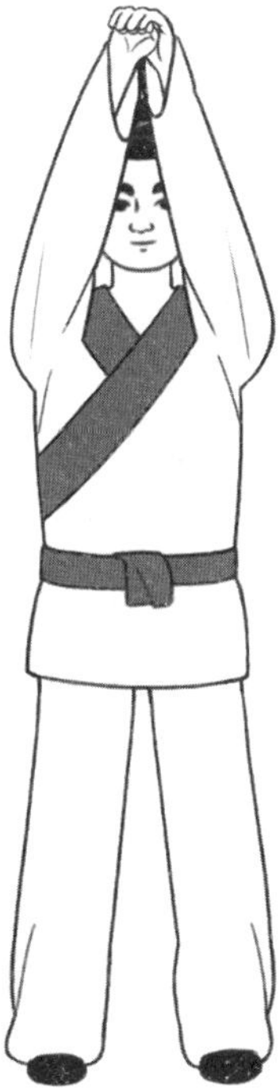

动作6

双掌保持重叠向上举至头上方，指尖水平向前，掌心向下，身体随之稍向前倾，提肩、缩颈、挺腹、塌腰，目视前下方。

动作 7

双腿微弯曲并下蹲，双掌保持重叠并水平下按至腹前，目视双手。

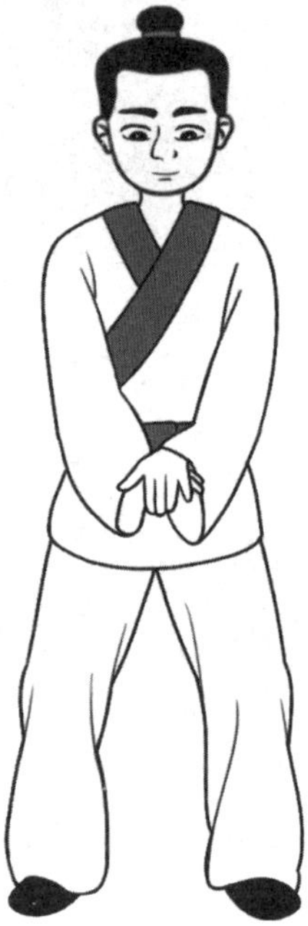

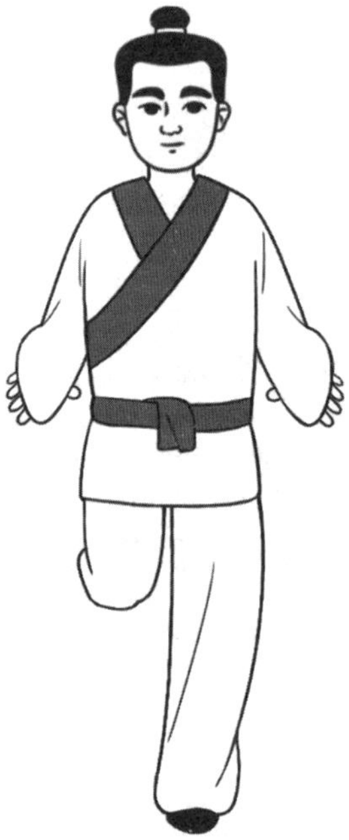

动作 8

身体重心向左移，左腿蹬直，右腿伸直并向后抬起，同时双掌左右分开，手掌变为鸟翅状，掌心向上，并向体侧后方自然摆起，抬头、伸颈、挺胸、塌腰，目视正前方。

动作 9

右脚落地，成开步站立，双手自然垂于身体两侧，目视正前方。

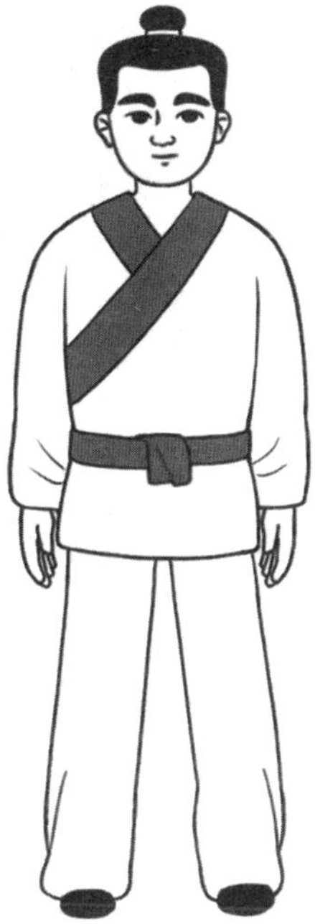

第十式　鸟飞，调节内分泌，缓解关节痛

【分解动作图示】

动作 1

接“鸟伸”动作 9。两膝微屈，双掌呈鸟翅状合于腹前方，掌心向上，指尖相对，目视前下方。

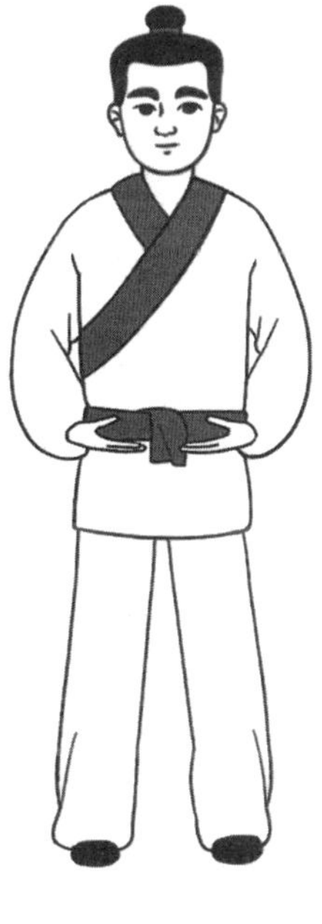

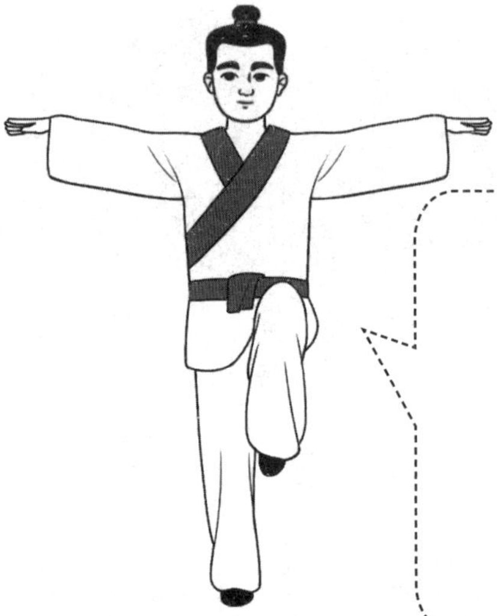

动作2

右腿伸直独立，左腿屈膝抬起，平行于地面小腿自然下垂，同时双臂呈展翅状，沿身体两侧向上平举，约与肩同高，掌心向下，目视正前方。

动作3

左脚下落于右脚旁，脚尖点地，双腿微屈，同时双掌合于腹前，掌心向上，指尖相对，目视正前方。

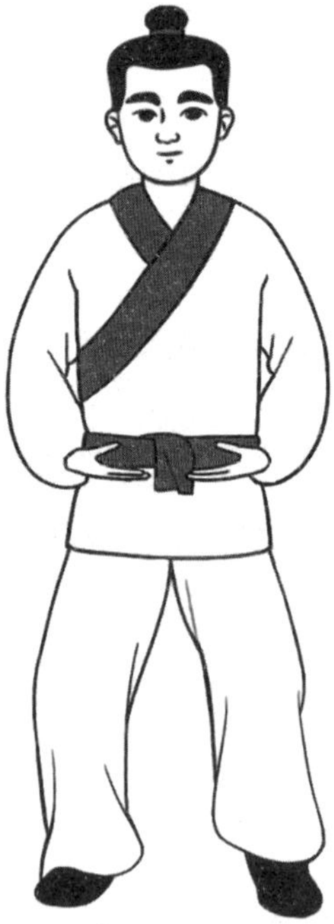

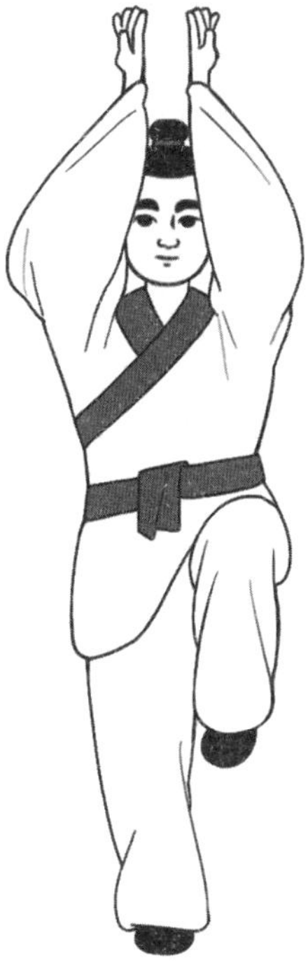

动作 4

右腿伸直独立，左腿屈膝上提，脚尖指向地面，小腿自然下垂，同时双掌经体前向上举至头顶上方，双臂尽量伸直，指尖向上，掌背相对，目视正前方。

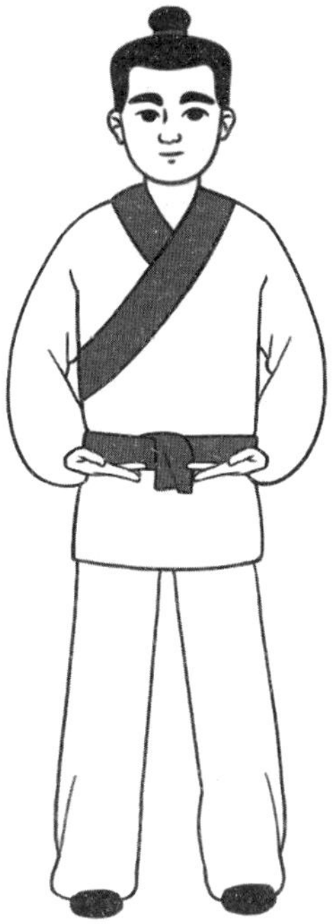

动作 5

左脚下落于右脚旁，全脚掌着地，双腿微屈，双掌呈鸟翅状合于腹前，掌心向上，指尖相对，日视前下方。

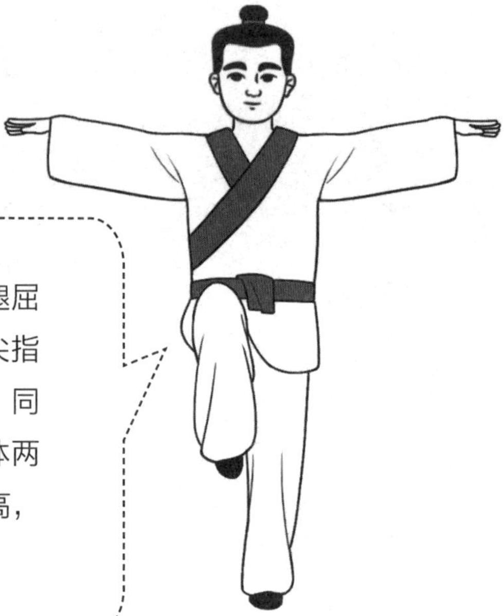

动作 6

左腿伸直独立，右腿屈膝抬起，平行于地面脚尖指向地面，小腿自然下垂，同时双臂呈展翅状，沿身体两侧向上平举，约与肩同高，掌心向下，目视正前方。

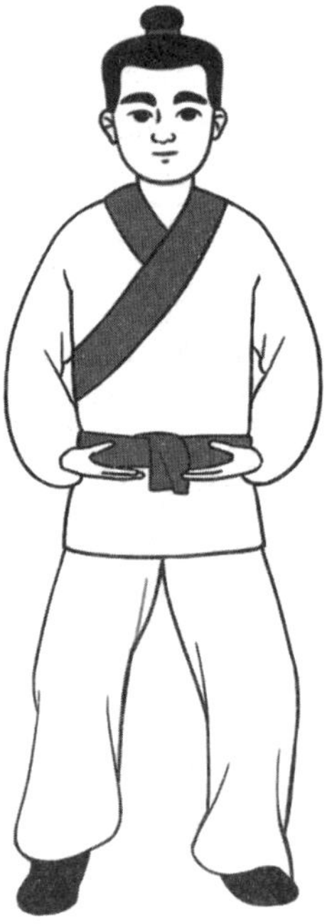

动作 7

右脚下落于左脚旁，脚尖点地，双腿微屈，同时双掌合于腹前，掌心向上，指尖相对，目视正前方。

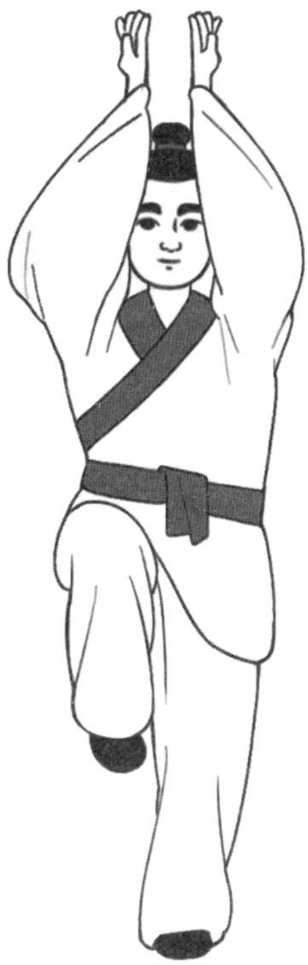

动作 8

左腿伸直独立，右腿屈膝上提，脚尖指向地面，小腿自然下垂，同时双掌经体前向上举至头顶上方，双臂尽量伸直，指尖向上，掌背相对，目视正前方。

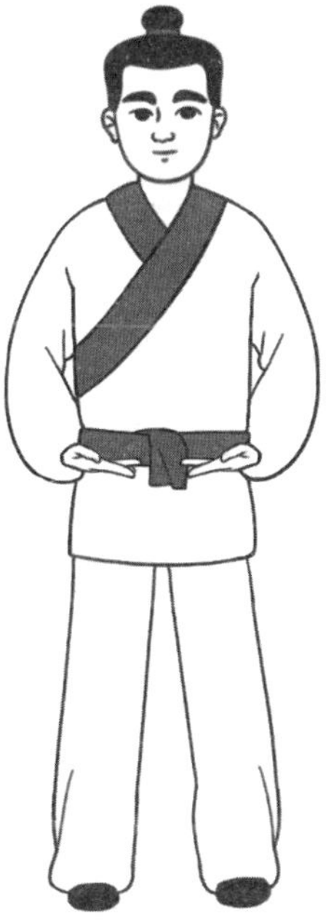

动作 9

右脚下落于左脚旁，全脚掌着地，双腿微屈，双掌呈鸟翅状合于腹前，掌心向上，指尖相对，目视前下方。

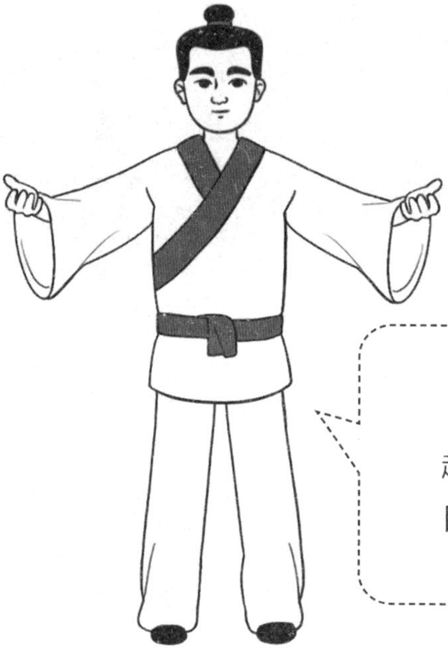

动作10

双掌向身体侧前方举起，掌心向上，约与胸同高，目视正前方。

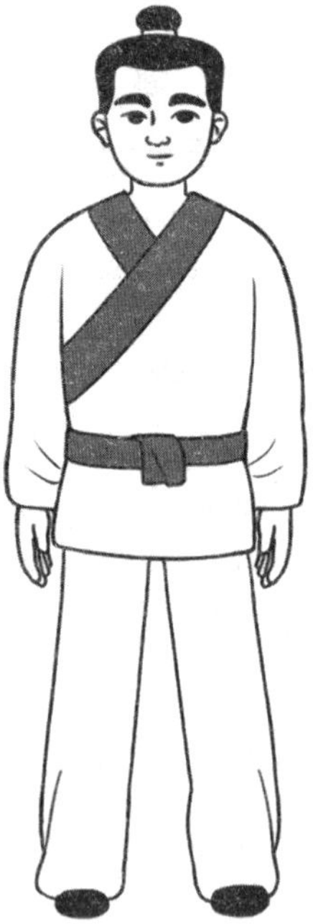

动作11

双臂屈肘，双掌内合下按，自然垂于身体两侧，目视正前方。

收势归元　元气无损，百病不生

【分解动作图示】

动作 1

接“鸟飞”动作 11。双掌经由身体侧面上举到头顶的正上方，掌心朝下，眼睛注视双掌。

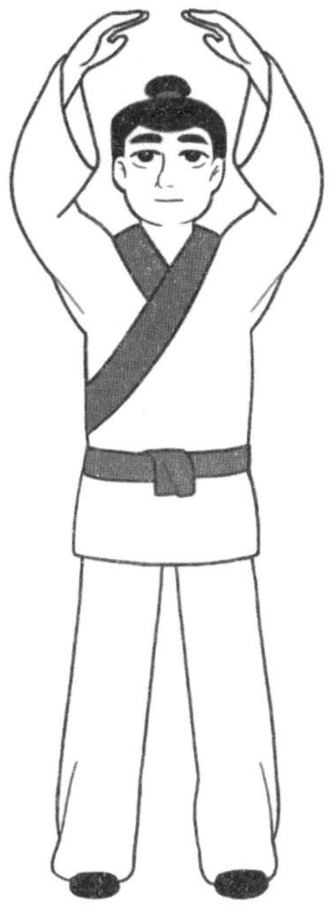

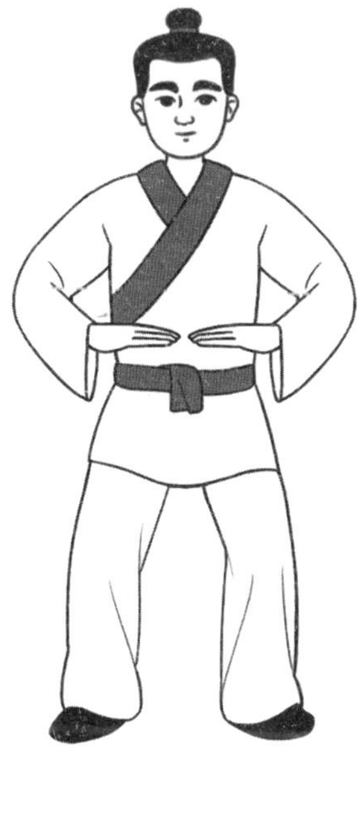

动作 2

双掌的指尖相对，沿着身体的前方下按到腹部的前方。

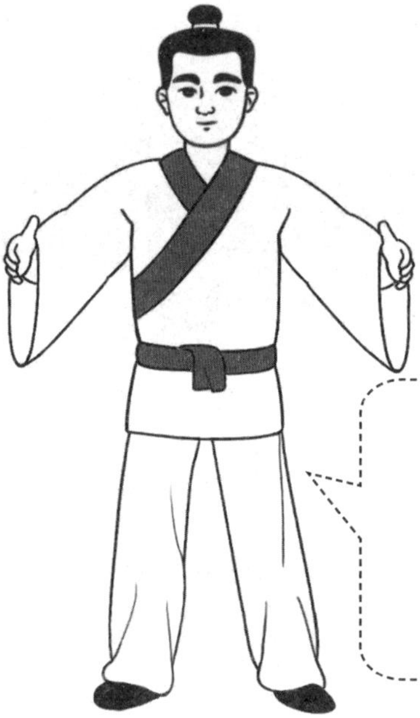

动作3

双掌在身体的前方慢慢画弧，掌心相对，大约与脐部保持齐平，眼睛注视前方。

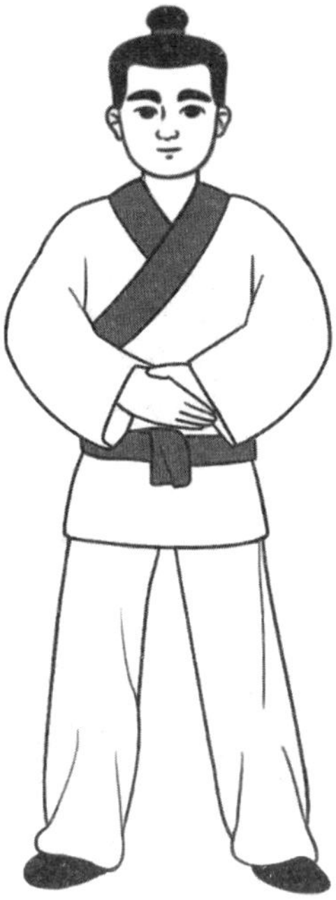

动作4

双手于腹前合拢，在虎口处交叉，成叠掌。眼睛微闭静养，调整呼吸，气集丹田。

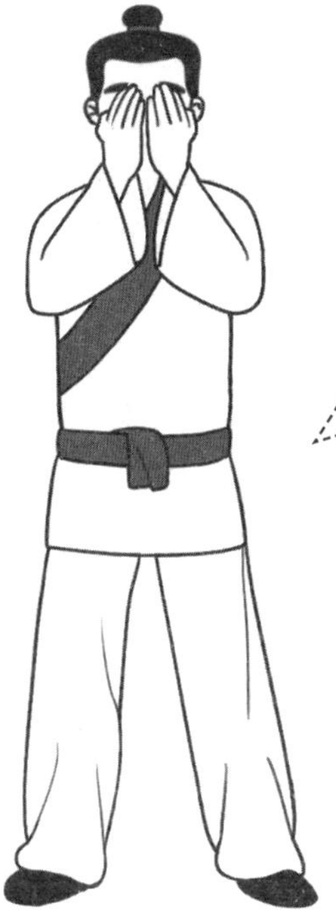

动作 5

数分钟之后，两只眼睛逐渐睁开，双手在胸前搓掌至热，紧贴面部，然后上下摩擦，重复动作 1 到动作 5 三至五遍。

动作 6

双掌沿头顶、耳后、胸前落下，自然垂于身体的两侧，眼睛注视前方。

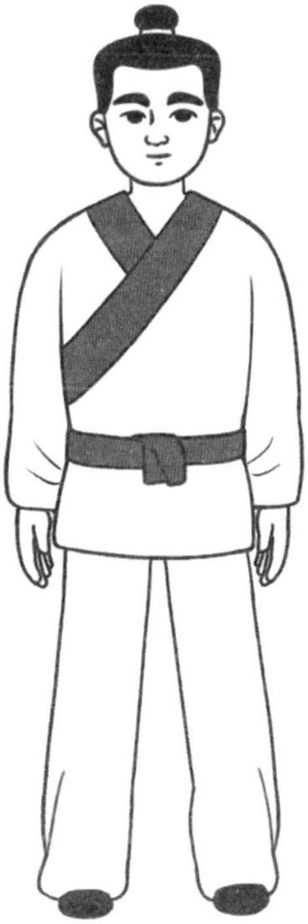

动作7

左脚慢慢提起和右脚并拢，前脚掌率先落地，随后全脚掌紧紧贴在地面上，恢复为预备势。眼睛注视前方。

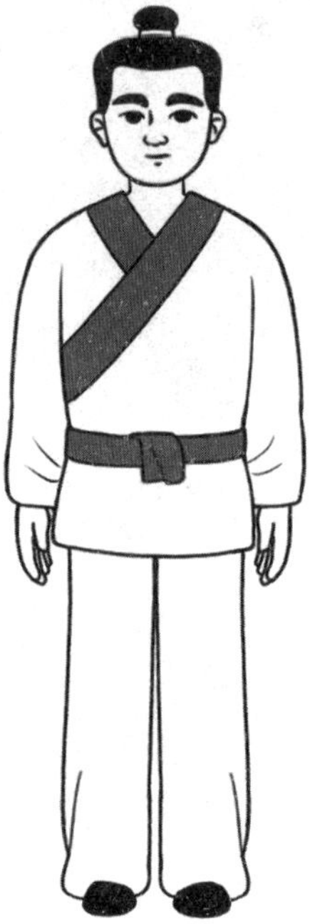